老年人

合理用药

杜惠芳 ◎ 主编

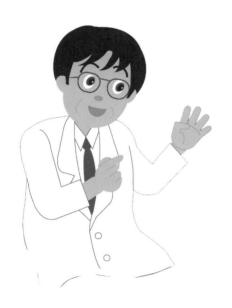

华龄出版社

责任编辑：林欣雨
责任印制：李未圻

图书在版编目（CIP）数据

老年人合理用药 / 杜慧芳主编 . —北京：华龄出版社，2019.12

ISBN 978–7–5169–1620–9

Ⅰ.①老…　Ⅱ.①杜…　Ⅲ.①老年人—用药法　Ⅳ.① R452

中国版本图书馆 CIP 数据核字（2019）第 301882 号

书　　名：老年人合理用药
作　　者：杜惠芳　主编

出 版 人：胡福君
出版发行：华龄出版社
地　　址：北京市东城区安定门外大街甲57号　邮　编：100011
电　　话：010–58122246　　　　　　　传　真：010–84049572
网　　址：http://www.hualingpress.com

印　　刷：北京市大宝装璜印刷厂
版　　次：2020年6月第1版　　2020年6月第1次印刷
开　　本：710mm×1000mm　　1/16　　印　张：7.5
字　　数：53千字
定　　价：30.00元

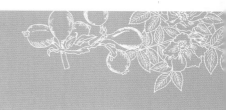

目录

老年人合理用药的意义是什么?

老年人身体内各器官和组织发生衰老性改变,药物在体内的吸收、分布、代谢和排泄等过程中发生明显的变化,不同于青壮年。老年人的合理用药应当引起特别重视。

老年人用药的不良反应率明显增高,主要原因是:①老年人基础疾病较多,用药品种较多,而且用药时间比较长,容易出现药物相互作用和药物积蓄;②老年人的药动学特性发生改变,药物的生物转化减慢,血药浓度常保持在较高水平,不良反应可能增加;③随年龄增加,体内稳态机制变差,药物效应相对增强;④老年人各系统,尤其是中枢神经系统对多种药物敏感性增高;⑤人体的免疫机制随年龄增加而发生改变,可能出现变态反应。

充分了解老年期各系统、器官和组织的生理、生化功能和病理、生理学所发生的特征性改变,了解老年人药动学和药效学的改变特点,以及老年人对药物的敏感性和耐受性发生的改变等,对于减少或避免药物不良反应,合理指导老年人的临床用药尤为重要。同时,老年人随着增龄患病的机会增多,因此服药次数会增加,不少老年病人的服药种类也比较繁杂。老年人的合理用药应当引起特别重视,才能提高药物的疗效,避免和减少药物的不良反应。

老年人有哪些生理特点？

老年人生理生化功能通常会发生较大改变，主要表现在：

1. 身体形态的改变

老年人因毛发髓质和角质退化可发生毛发变细及脱发，因黑色素合成障碍可出现毛发及胡须变白，皮肤弹性减退，皮下脂肪量减少，细胞内水分减少，导致皮肤松弛并出现皱纹，尤其是清除自由基及其过氧化物能力明显降低，脂褐质堆积在基底层细胞中，形成特异性的"老年斑"。晶状体弹力下降，睫状肌调节能力减退，出现"老花眼"。机体成分中代谢不活跃的部分比重增加，脂肪等结缔组织比例增加，组织及细胞内水分减少，细胞数量减少，出现肌肉、脏器萎缩等。机体代谢和解毒能力下降，免疫功能减退，易患感染性疾病。

2. 神经系统的改变

神经系统中，老年人大脑的重量较一般正常人减轻20%~25%，脑血流量减少，大脑皮质和脑回萎缩，使脑不同部位的神经元有不同程度的减少，中枢神经元递质合成减少。脑内酶活性减弱，中枢神经系统有些受体处于高敏状态，药物在小剂量情况下可产生治疗作用，常规剂量即可引起较强的药理反应，出现耐受性降低现象。老年人出现明显的脑血管硬化，脑血流阻力加大，氧及营养素的利用率下降，脑功能衰退并出现某些神经系统症状，如记忆力减退、健忘、失眠，甚至产生情绪变化及某些精神症状。

3. 心血管系统的改变

在心血管系统，老年人心血管功能的退化主要表现在心肌萎缩，逐渐发生纤维样变化，心肌收缩力减弱，泵效率下降，每分钟有效循环血量减少，心脏充盈受限制；心脏收缩期延长，使心肌耗氧和能量需要增加，对应激适应性降低；65 岁老年人冠状动脉血流量较青年人下降约 35%，血管弹性减弱，外周阻力增大，血流速度减慢，为维持脑血流量不变，肾与肝血流减少。血管生理性硬化渐趋明显，多伴有血管壁脂质沉积，易发生心血管意外，如脑出血、脑血栓等。血管对血压的调节作用下降，故老年人血压常升高；压力感受器敏感性下降，易发生直立性低血压；脏器组织中毛细血管的有效数量减少及阻力增大，易发生组织器官的供血障碍。

4. 呼吸系统的改变

老年人肺活量及肺通气量明显下降，残气量增加，动脉血氧分压也降低，肺泡数量减少，有效气体交换面积减少，气体交换效率明显下降；肺泡、气管及支气管弹性下降，易发生肺泡经常性扩大而出现肺气肿。组织血流速度减慢，细胞呼吸作用下降，对氧的利用率下降。

5. 消化系统的改变

老年人出现牙齿脱落或磨损，以及牙周病和口腔组织萎缩性变化，影响咀嚼和消化功能。味觉和嗅觉降低，并出现味觉、嗅觉异常，影响食欲；消化道黏膜萎缩，消化运动功能减退，胃排空时间延长，肠平滑肌张力下降，肠蠕动减慢等易导致消化不良及便秘。肝体积和肝血流量减少，肝微粒体氧化功能下降，细胞色素 P450 含量下降，药物首过效应减弱，生物利用度增加。消化腺体萎缩，消化液分泌量减少，消化酶活性降低，消化能力下降。

6. 泌尿系统的改变

老年人肾脏萎缩变小，肾血流灌注量降低，肾小球滤过率降低，肾小管分泌能力和重吸收能力下降，肾肌酐清除率降低，肾功能减退。膀胱逼尿肌萎缩，括约肌松弛，常有多尿、遗尿和尿失禁等现象。老年男性前列腺多有增生性改变，可致排尿发生困难。

7. 内分泌系统的改变

老年人内分泌系统的器官、组织、细胞及激素受体发生结构、功能改变，呈病理性减退，也有少数内分泌器官功能加强。一般认为随着年龄增加，老年人血清中去甲肾上腺素、甲状旁腺激素、血管升压素、胰岛素、心钠素、泌乳素水平明显升高；生长激素、肾素、醛固酮、三碘甲状腺原氨酸（T_3）

水平显著下降；女性更年期后体内雌激素大幅度减少。老年人甲状腺逐渐呈生理性老化，松果体逐渐退化，褪黑激素分泌量下降。老年人胸腺退化和萎缩，致使血清中胸腺激素水平逐渐下降。性腺功能降低，激素受体数量减少而致对促甲状腺素、生长激素、糖皮质激素等的敏感性改变，使老年人对葡萄糖和胰岛素的耐受力均下降。

8. 其他方面的改变

老年人免疫球蛋白随年龄增长而减少，此外老年人自身免疫抗体出现的频率较高。红骨髓逐渐减少，骨髓中有核细胞数减少，白细胞总数降低，血液黏稠度高，凝血因子增多，使老年人常处于高凝状态。肝细胞数目减少、纤维组织增多，解毒能力和合成蛋白的能力下降，血浆白蛋白减少，球蛋白相对增加，影响血浆胶体渗透压，导致组织液的生成及回流障碍，易出现水肿。

老年人药动学特性有哪些改变？

1. 药物吸收

随着年龄的增长，老年人机体将发生许多生理变化，进而改变药物从胃肠道吸收和非口服途径（肌内注射、皮下注射、皮内注射等）的吸收。胃酸缺乏，胃液 pH 升高、胃排空延缓、小肠吸收面积减少、胃肠及肝血流量减少都会影响口服药物的吸收。

（1）胃酸缺乏。老年人胃肠道活动减弱，胃壁细胞功能减退，胃酸分泌减少（胃酸分泌量仅为20岁年轻人的25%~35%），胃内酸度降低，而且胰腺胰蛋白酶分泌液减少。胃液pH升高将直接影响弱酸性药物和弱碱性药物的解离度、脂溶性，从而影响药物的吸收。一些酸性药物如巴比妥类、地高辛因pH升高解离部分增多，而使吸收减少，造成起效慢，对弱碱性药物则可能吸收增多。地高辛可在胃酸中转化为活性代谢产物去甲地西泮，在pH为3时其吸收较pH为6时快。代谢物的血药浓度高。四环素等也因溶解度降低减少吸收，但对青霉素G等在酸性环境中不稳定的药物则吸收可能增加。

（2）胃排空速度减慢。无论是酸性还是碱性药物，大多数由小肠吸收，而老年人胃肠道肌肉纤维萎缩，张力降低，胃排空速度减慢，致使大多数药物进入小肠的时间延迟，吸收速率降低，血药浓度达峰时间延迟，峰浓度降低，影响药效的发挥。

（3）消化道面积减少。老年人小肠黏膜表面积减少，心排血量降低和胃肠动脉硬化而致胃肠道血流减少，消化道黏膜吸收面积可减少30%左右。胃肠功能的变化对被动扩散方式吸收的药物几乎没有影响，如阿司匹林、对乙酰氨基酚、保泰松、复方新诺明等。但由于老年人胃肠道某些主动转运系统功能降低，具有膜转运功能的糖蛋白含量下降，对于按主动转运方式吸收的药物，如铁剂、半乳糖、葡萄糖、

钙剂和维生素 B_1、维生素 B_6、维生素 B_{12} 及维生素 C 等，需要载体参与吸收的药物老年人均吸收减少，营养素的吸收也减少。

（4）胃肠道内消化液减少。老年人肠内液体量也相应减少，将使一些不易溶解的药物如氨苄西林、地高辛、甲苯磺丁脲等吸收减慢。老年人肠蠕动减慢，张力提高，并伴有胆汁和肠道消化酶的减少，使一些药物长时间停留在肠道内，利于大多数药物吸收，也易发生不良反应。患者的便秘、腹泻和使用泻药等，均直接影响药物的吸收。

（5）胃肠及肝血流减少。人类从 19 岁到 86 岁，心排血量每年递减约 1%。老年人心排血量的减少，使肠道和肝血流量较正常成年人减少 40%~50%，若伴有心功能不全，则使地高辛、奎尼丁、普鲁卡因胺、氢氯噻嗪等药物的吸收明显减少。但是肝血流量减少也会使一些主要经肝消除的药物如普萘洛尔、利多卡因等首过效应降低，消除速率减慢，相应血药浓度升高，甚至产生不良反应，并非药物吸收增加导致，须适当调整给药量。

老年人局部血液循环差，肌肉或者皮下注射给药时，可因老年人局部循环差及肌肉萎缩、血流减少，使药物吸收速率下降，因此急症患者宜采用静脉给药。老年人对某个具体药物的吸收利用，应综合上述因素判断，再进行剂量的调整。

2. 药物分布

药物分布既影响药物的储存蓄积、消除速率，又影响药物的疗效和毒性。老年机体组成成分、血浆蛋白结合率、组织器官的血液循环、体液的 pH 以及组织器官与药物的亲和力等都有不同程度的变化，从而影响药物的体内分布。老年人药物分布的变化特点是水溶性药物表观分布容积减小，血药浓度升高；而脂溶性药物表观分布容积增大，药物作用时间延长；血浆蛋白结合率高的药物，游离药物浓度升高，药效增强，甚至出现毒性反应。老年人药物分布的变化主要涉及下列因素。

（1）机体组成变化：机体的组成成分是影响药物分布的重要因素之一。人体的脂肪和体重的比例逐渐增大，有效组织体积随年龄增长而减少。老年人脂肪组织增加，体内脂肪比例增加 25%~40%（男性稍低于女性），而总体液及非脂肪组织减少，在 20~75 岁，总体液与体重的比例减少 15%~20%（主要是细胞内液的减少），使药物分布容积减少。加上心肌收缩无力，心血管灌注量减少，故影响药物的分布。由于脂肪组织的增加，脂溶性药物如氯氮卓、地西泮等更容易分布到周围脂肪组织中，使分布容积增大；亲水性药物如乙醇、吗啡、奎宁、对乙酰氨基酚、安替比林、哌替啶等在老年人组织中的分布容积减小，血药浓度增加。有报道 50 岁以上老年人乙醇、吗啡、哌替啶等的分布容积减少，血药峰浓度值较 50 岁以下者约高 70%。

（2）血浆蛋白结合率降低。年龄本身并不影响药物与血浆蛋白结合的能力，但许多报告认为老年人血浆白蛋白浓度下降 15%~20%。尤其在营养状态差、病情严重或极度虚弱的老年人中下降更为明显。由于白蛋白是血浆结合蛋白的主要成分，老年人血浆白蛋白减少，直接影响药物与蛋白的结合，应用蛋白结合率高的药物如普萘洛尔、苯妥英钠、甲苯磺丁脲、地西泮、华法林、氯丙嗪、洋地黄毒苷和水杨酸盐、吗啡、哌替啶等，可因结合量减少使血中游离药物浓度增高，表观分布容积增大，导致药物作用增强，甚至出现毒性反应。如老年人应用成人剂量的华法林，因血中具有活性的游离药物比结合型药物多，常规用量就有造成出血的危险。注射等剂量的哌替啶在老年人血浆中的游离药物浓度比年轻人高约1倍，总浓度也较高。吗啡在老年人血浆蛋白中结合率降低，使该药对老年人镇痛效果更好。药物相互作用也影响药物蛋白结合率，当老年人同时应用两种或多种药物时，可通过竞争蛋白结合部位引起药物蛋白结合率和分布容积的改变。对于高蛋白结合率药物通过竞争置换作用，容易引起毒副反应。如老年人合并使用吲哚美辛和甲苯磺丁脲时可引起严重低血糖反应，合并应用保泰松与华法林可引起严重出血。游离药物浓度增加，也常使消除加速，药物半衰期缩短。

（3）年龄与药物的分布容积。老年人体液总容量减少，因此给药量要相应减少，特别是地高辛、胺碘酮、溶栓药物等。年龄对分布容积的影响目前尚无一定的规律。分布的增加、减少或不变主要取决于药物本身，如安替比林、地西泮、氯氮卓、地高辛的分布容积与年龄呈正相关，而乙醇则呈负相关，奎尼丁、硝西泮、华法林、保泰松、普萘洛尔、丙硫氧嘧啶等的分布容积不随年龄而改变。

3. 药物生物转化

肝脏是药物代谢的主要场所，肝脏生物转化功能随年龄增长而相应降低。老年人由于肝脏重量减少，有功能的肝细胞数量减少，肝血流量下降及肝微粒体酶合成减少、活性降低等因素，使药物代谢减慢，半衰期明显延长，代谢能力明显降低，容易受药物损害。如地西泮20岁时的半衰期为20小时，80岁以上约为90小时，其毒性反应也从1.9%升至7.1%~39%。

随着老化而减少的心排血量也使肝脏的血流量减少40%~50%，直接影响将药物运往肝脏。对肝清除率高、首过效应明显的药物影响尤大，可提高生物利用度。对必须经肝脏活化才有效的药物也有较大的影响。例如，老年人口服单剂量的普萘洛尔后，血药浓度显著高于年轻人，长期用药时，70岁老年人的稳态血药浓度可为40岁者的4倍。肝药酶活性随年龄增长而降低，经肝药酶灭活的药物半衰期往往延长，血药浓度升高。如苯巴比妥、对乙酰氨基酚、保泰松、吲哚美辛、氨茶碱、三环类抗忧郁药等，血药浓度约增高1倍，作用时间延长。由于老年人药物半衰期延长，药物消除速率降低，多次或反复给药时，血浆稳态药物浓度升高，故老年人的用药剂量为青年人的1/2~2/3。

老年人药酶活性减弱也存在个体差异，药酶活性还受营养与维生素是否缺乏等多种因素影响。值得注意的是有些肝药酶在老年人体内活性并不降低，如乙醇的脱氢酶、异烟肼、肼屈嗪、普鲁卡因安的乙酰化酶及二氮卓类的葡萄糖醛酸转移酶等，这些药物在体内的代谢并不减慢。

肝细胞合成白蛋白的能力降低，血浆白蛋白与药物结合能力也降低，游离型药物浓度增高，药物效应增强。如普萘洛尔造成的肝性脑病，就是因为血液中游离普萘洛尔增多，造成心排血量减少，供应脑组织的血流量减少，引起大脑供血不足出现头晕、昏迷等症状。因此，老年人服用普萘洛尔要注意减量，或延长间隔时间。利多卡因的首过效应也很强，老年人使用时应减量。

很多因素可以影响肝脏药物代谢，老年人肝脏代谢药物能力的降低不能由一般的肝功能测定来预知，肝功能正常并不代表肝脏药物代谢能力正常。迄今尚无令人满意的测定肝代谢功能的定量指标，因此，老年人用药剂量个体化十分重要。

4. 药物排泄

药物在肝脏代谢后，大多数药物及其代谢物经由肾脏排泄，肾脏是药物排泄的主要器官。老年人心排血量明显减少，将影响身体其他器官的血液供应，尤其对肾血流影响较大。随年龄增长，肾脏重量减轻、肾脏血管硬化、肾血流量减少、肾小球滤过率降低、肾小管的主动分泌功能降低，一般老年人的肾功能比青年人降低50%左右。而且老年人的某些慢性疾病也可减少肾脏的灌注，这些因素均可影响药物排泄，使药物在体内积蓄，容易产生不良反应或中毒。肌酐清除率也随着年龄增长而降低，但血清肌酐浓度仍可能正常，这是因为老年人肌肉有不同程度的萎缩，使肌酐产生减少。因此，建议评价肾小球滤过是否正常应测定内源性肌酐清除率，以此作为肾功能减退时的给药方案调整的依据。

肾小球随年龄增长而逐渐纤维化，肾小管分泌也减少，老年人药物排泄速率明显减慢，药物排泄能力下降。即使无肾脏疾病，主要经肾脏排泄的药物，排泄量也随年龄增长而减少，半衰期延长，这也是老年患者易发生药物蓄积中毒的主要原因之一。老年人应用常规治疗量的地高辛、普萘洛尔、苯巴比妥、头孢菌素类、四环素类、阿司匹林、磺胺类、降血糖药、锂盐、氨甲蝶呤等药物，半衰期均有相应延长，应相对减少剂量或延长间隔时间。解热镇痛药中的非那西丁、中药朱砂（含汞）以及关木通中的马兜铃酸对肾脏损害明显，老年人应避免使用。

老年人药效学特性有哪些改变？

对于老年人药效学改变的研究远不及药动学深入。老年人机体各器官结构功能老化，代谢功能的改变，适应力减退，体内调节功能下降，对药物的反应性也会发生改变，可使药物到达作用部位或受体的血药浓度改变，引起细胞与受体数量和反应性改变，可能是药效学改变的因素。老年人对药物适应力、耐受性较青年人差，而且在多药合用或给药速度较快时更加明显。

1. 神经系统的药效学特性改变

人类神经组织发育较晚，衰萎较早。随着年龄增加出现脑容积减少，脑血流量减少，儿茶酚胺合成减少，酶活性减弱，靶组织中受体数目和结合力改变，甚至出现脑萎缩现象。如老年人对苯二氮卓类药物敏感性增高的原因是体内与苯二氮卓受体结合的配体减少，导致机体对外源性配体的敏感性增高。老年人神经递质数量和功能下降，对中枢兴奋药的敏感性降低，对中枢抑制药反应性增强，小剂量即可显现治疗作用，常规治疗剂量可引起较强的药理反应，出现耐受性降低现象，容易出现中毒反应。例如部分老年人对抗惊厥药、安定类、三环类抗抑郁药等较年轻人敏感，这类药物可能严重干扰老年人的中枢神经系统功能，从而引起精神错乱、烦躁、抑郁、激动、幻觉、失眠等临床症状。地西泮使老年人产生"宿醉"等不良反应发生率是年轻人的 2 倍，且地西泮引起的尿失禁、活动减少仅见于老年人，故使用时应加强用药指导。老年人中枢胆碱能神经功能障碍，学习及记忆能力均减退，常不能按医嘱用药。老年人神经调节功能相对较弱，特别是在应激反应时，老年人的血压、心率以及肾上腺素分泌水平恢复到正常的时间要相对较长。另外，老年人对药物的神经毒性较为敏感，例如耳毒性、神经肌肉接头阻滞等，在使用氨基糖苷类抗生素时应特别注意。另外，老年人对疼痛的耐受性较高，但镇痛药可导致老年人的内环境稳定机制更不稳定。

2. 心血管系统的药效学特性改变

老年人心血管功能减退，心肌收缩力减弱，心排血量明显减少，心脏对各种刺激的反应性也明显下降。老年人压力感受器的反射调节功能降低，心脏和自主神经系统反应障碍，对 β 受体敏感性降低，对 α 受体敏感性升高，在使用利尿药等降压药时在正常血药浓度即可引起直立性低血压。老年人心脏对儿茶酚胺的最大效应降低，对 β 受体阻滞药作用增强。对心脏有负性肌力作用的药物如 β 受体阻滞药、钙通道阻滞药及有水钠潴留作用的药物如皮质激素、保泰松等均可诱发或加重心衰，老年心衰患者要慎用。由于老年人有效循环血量减少，对利尿药和影响血容量的药物也比较敏感。另外，老年人凝血能力减弱，多数老年人会对抗凝血药比较敏感，剂量过大会出现明显的出血现象。

3. 内分泌系统的药效学特性改变

老年人激素分泌水平下降，特别是老年妇女绝经期后，雌激素水平显著下降导致部分生理功能的改变，增加了患动脉粥样硬化、骨质疏松等疾病的概率，适当补充可有缓解作用，但大量长期使用会引起激素平衡紊乱，如雌激素引起女性子宫内膜和乳腺的癌变。老年人对外源性激素和激素类药物的反应差异较大，一般对糖皮质激素反应较为迟钝，而对胰岛素和甲状腺素的反应则较敏感，例如糖皮质激素对老年人血糖的影响比青年人弱，而对胰岛素导致的低血糖反应要比青年人明显，易发生低血糖昏迷。另外，老年人对激素作用的调节能力也下降，如长期应用利血平，由于交感神经递质耗竭，可出现肾上腺素受体的向上调节，但老年人这种调节能力降低。

4. 免疫系统的药效学特性改变

随着年龄增长，某些免疫效应细胞减少，T细胞应答缺陷，体液免疫也下降。因此，老年人易患各种严重感染性疾病。另外，随年龄增加自身免疫抗体出现的频率也增高，免疫性疾患、肿瘤等较常见。

老年人细胞免疫和体液免疫功能均明显下降，病情严重时常伴有机体防御功能的严重损害或完全消失，导致抗生素治疗失败，故抗生素剂量宜略增加并适当延长疗程（排除肝肾功能不足等因素）。另外，老年人药物变态反应发生率并未因免疫功能下降而降低，老年人骨髓抑制、过敏性肝炎、间质性肾炎和红斑性狼疮等反应的发生率与年轻人无明显差异。

老年人用药的一般原则是什么？

由于老年人身体退行性改变，生理衰退，对药物吸收、分布、代谢、排泄过程都发生了影响。所以，老年人的药物不良反生率都较青年人高而严重。为了老年人用药合理安全、有效，必须遵循如下原则。

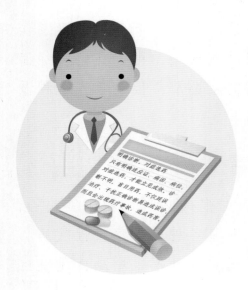

（1）准确合理地选用药物。明确诊断，对症选药：对症下药是取得满意疗效的关键。只有明确适应证、病因、病位，对症选药，才能立见成效。诊断不明，盲目用药，不仅延误治疗、干扰正确诊断易造成误诊，而且会出现药疗事故，造成药害。例如，发热不一定都是感染，非感染性发热也较多见，而且常可涉及心、脑、癌症等较严重疾病。即便是感染性发热，也有球菌、杆菌、真菌、病毒感染的不同。所以，不能一见发热就用青霉素。这是不合理、不科学的。应认真检查、明确诊断，根据适应证、病因、病位选药才是正确的。按照药理、药性选药：一定要搞清所用药物的药理、适应证、用法、用量和不良反应，连注意事项也不能忽略。适应证要对号，禁忌证要牢记。例如老年人失眠，常用药有巴比妥类和水合氯醛等药物，其中地西泮（安定）、艾司唑仑（舒乐安定）具有镇静、催眠、抗惊厥、抗焦虑及中枢性肌肉松弛作用，停药后无反跳现象，不良反应、耐药性、依赖性都低于其他催眠类药物，安全性较大，适用于老年性失眠。

（2）降压药也是需要合理选择的。由于老年人主动脉窦压力感受器敏感性降低，易发生体位性低血压，故应避免使用胍乙定、米诺地尔（长压定）、甲基多巴类药物。普萘洛尔（心得安）是心血管系统常用药，它能阻滞 β 受体抑制肾素分泌而降压，故对高肾素型高血压有较好的降压效果。然而，老年人肾功能衰退者较多，

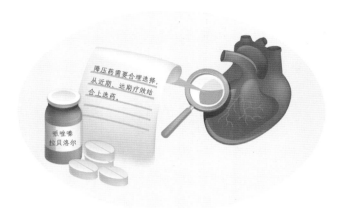

多属低肾素型高血压，应用普萘洛尔反而会造成病情恶化。所以，要掌握药理性能，结合老年人生理特点，才能合理用药。

（3）从近期、远期疗效结合上选药。治病用药多先解决燃眉之急，尤其是急、重症，着眼于近期疗效是必须的。但也应结合考虑远期效果。例如，降压药普萘洛尔（心得安）、噻吗洛尔（噻吗心安）、阿替洛尔（氨酰心安）等 β 受体阻滞剂，虽然降压效果好，但其可使胆固醇、甘油三酯、低密度脂蛋白升高，高密度脂蛋白降低，对老年人（血脂多不正常）的后果不好，不应长期使用。而哌唑嗪、拉贝洛尔不仅降压效果好，而且对血脂有良好的影响，适宜于老年人选用。

老年人合理用药的注意事项有哪些？

老年人各组织器官功能衰退，对药物的代谢和排泄能力

减弱，对药物副作用耐受性降低，一旦发生不良反应，损害更为严重，甚至导致死亡。老年人用药无论是口服还是外用都要慎用。

1. 明确治疗目的

对能通过改善社会因素和心理因素解除的疾病，应尽量少用或不用药。大多数老年性疾病是由于机体功能的退行性改变所致，如睡眠减少，食欲减退等，一般无须用药治疗，可以通过生活调理和心理治疗来改善或消除病症。除急症或器质性病变外，老年人应尽量避免滥用药物。不滥用偏方和秘方、滋补药及抗衰老药。应避免不遵医嘱盲目服用或长期过量服用维生素制剂、钙剂等。

2. 合理选择药物

老年人用药应简化给药方案。明确用药适应证，避免使用老年人禁用或慎用的药物，用药前须明确诊断和详细询问用药史。对于多种疾病需要多种药物配合治疗时，尽量减少药物种类，并注意药物间潜在的相互作用。因此，要针对老年人个体用药情况进行梳理，逐个分析相互作用，优化组合，尽可能地减少配伍造成的不良后果；对出现的治疗矛盾，应以停药或换药为主。对于功效不确切的保健性食品或营养性药品，应在医师或药师的指导下选用，切忌自行使用。用药多是引起药物不良反应的主要因素，在同一时间内用药种类越多，发生副作用的机会就越多，产生一些不良反应的可能性也就越大。据统计用一种药的不良反应发生率为 10.8%，而同时用六种药时，不良反应发生率可增至 27%，所以老年人特别是患慢性器质性疾病的老年人用药种类应尽量少。不要认为药物越贵越好，要针对病情，合理选药。有些老年人遇到许多与疾病无关的问题，常可引起情绪紧张或愁闷，对此无须用药医治。即使患了必须用药物治疗的疾病，有些能口服的，就不必通过注射给药。用药要注意合理恰当。老年疾病有其固有的特点，如情绪改变、食欲减退、失眠、头晕、气喘、心慌、乏力便秘、尿频症状等，治疗要从精神和药物两个方面同时着手。糖尿病病人应注意选择无糖制剂。用药也要因人而异，一般说来，瘦弱、贫血、气虚的老年人，切忌大寒、大凉、发散、峻泻之药。肥胖或高血压、高血脂、高胆固醇的老年人，应慎用大温、大热、升提滋补之药。

3. 严格掌握剂量

由于老年人肝肾功能减退，对药物代谢能力下降，肾脏的排泄也较慢，所以，老年人用药剂量比青壮年应有所减少，用药种类也不宜过多。在同一时间内用药种类越多，发生副作用的机会也就越多，由此可能产生一

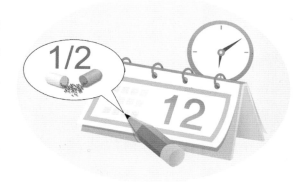

些不良的反应。因此，老年人，特别是患慢性器质性疾病的老年人，用药时不能随心所欲，应严格遵守从小剂量开始和剂量个体化原则。否则，顾此失彼，危害极大。老年人用药量，一般规定为：60~80岁为成人量的4/5；80岁以上为成人量的1/2。一般开始用成人量的一半即见效果，再根据临床反应调整剂量，直至出现满意疗效而无不良反应为止。每次增加剂量前至少要间隔3个血浆半衰期。老年人用药后反应的个体差异比其他年龄的人更为显著，最好根据患者肝肾功能情况来决定及调整剂量。对主要由原形经肾脏排泄的药物、安全性差的药物以及多种药物同时合用时，及时调整剂量更为重要。对于老年性慢性疾病，在达到理想个体化剂量后，要定期调整，尤其是出现新发疾病或配伍其他药物时，要及时调整给药方案。

4.优化给药途径和时间

老年慢性病患者需长期用药时，一般不主张用静脉点滴和肌肉注射方法给药。但如患急性病、急性感染伴有高热等，则需要静脉途径给药，尽量少用肌内或皮下注射，这是因为，老年人的肌肉对药物的吸收能力较差，注射后疼痛较著或易形成硬结，因此，应尽量减少注射给药。要选择适宜的剂型。尽可能口服给药，对部分吞咽困难的患者，可改用体液剂型，必要时可用注射给药。由于老年人胃肠功能减退和不稳定，将影响缓、控释制剂的释放，所以老年人不宜使用缓、控释制剂。老年人消化道功能较差，应避免选用刺激性大的制剂，宜选用糖浆剂、缓释剂和局部润滑剂等。选择合适的用药时间对老年人进行治疗，可以提高疗效和减少毒副作用。如降血压药宜在早晨血压上升前半个小时服用，皮质激素类药物现在主张长期用药者在控制病情后，采取隔日给药法，即根据皮质激素昼夜分泌的节律性，把2天的总量于隔日上午6~8时1次给药，对肾上腺皮质功能抑制作用较小，疗效较好，产生库欣综合征等不良反应较小。

5. 提高用药依从性

老年患者良好的依从性是治疗成功的关键。对老年患者应尽量简化治疗方案，必要时在社区医疗保健监控下用药，尽可能让老年人的用药做到准确合理。选取的剂型要便于识别，易于使用，用药方法要简单易记，避免因老年人健忘、混淆而漏服、错服药物。

6. 不要滥用抗生素药物

有的老年病人不管是病毒感染还是细菌感染，一发热就盲目服用抗生素药物。老年人体质弱，盲目滥用抗生素会导致细菌产生耐药性而使治疗失败，或导致菌群失调，甚至双重感染，加重病情，还会产生很多副作用。

7. 不要乱用解热止痛药

解热止痛药只能缓解症状，不能消除病因。老年人发热或某处疼痛的原因很多，未查明病因，用解热止痛药虽然能缓解一些症状，但可能掩盖病情，给确诊带来困难或延误治疗时机。有些解热止痛药如索米痛片、阿司匹林还可引起上消化道出血或胃穿孔。

8. 不要滥用补药

老年人总想用点补药弥补身体虚损，促进健康，延年益寿。滥用补药或补药使用不当，反而有害。有的人用了鹿茸引起鼻、牙龈出血；有的人服用人参发生胸闷、腹胀、不想吃饭；有的人吃了含激素的补药出现内分泌功能失调。正如中医说的："大黄治病无功，人参杀人无过。"长期大量服用营养补益药，会诱发体内多处骨质增生。当然，作为治疗的辅助措施，适当用一些补剂也是可以的，但必须按医嘱服用。

9. 不要常服泻药

老年人由于消化器官的功能衰退，活动量减少，肠蠕动减慢，容易发生便秘，如果常用泻药排便，容易导致结肠痉挛，同时还会影响食物中维生素和钙的吸收，易发生维生素缺乏症和骨质疏松症等。因此，老年人应多食些含纤维素的食物，如粗粮、蔬菜、水果等以增加肠蠕动，预防便秘。

10. 注意用药后产生的副作用

老年人是药物不良反应的高发人群，在用药过程中，如出现某些异常症状，应及时停药。对从未用过的药更要特别注意。已产生过副作用，特别是引起过敏反应的药物，决不能再使用。此外还应避免长期用药，以免产生蓄积中毒。老年人患慢性病，一般宜采用临时或短期用药。

老年人使用治疗心血管系统疾病的药物有哪些注意事项？

1. 高血压

老年人血压随年龄增长而逐渐上升，压力感受器反应功能障碍，血压调节功能下降，对降压药的耐受性较差，易出现直立性低血压。老年高血压以外周血管阻力高、血浆肾素浓度低和心排出量低为特征，但是目前没有单一的药物能改善老年人的这些生理状态。利尿药和 β 受体阻滞药剂能有效减少老年人高血压并发症，但是许多患者因为药物不良反应（如氢氯噻嗪长期应用可引起葡萄糖耐量降低、血脂异常及高尿酸血症等）或自身病理状态（如哮喘不能服用 β 受体拮抗剂），无法接受这些治疗。因此老年患者选择抗高血压药物应根据药物疗效和自身特点而定。

2. 动脉粥样硬化

高脂血症老年患者应尽可能食用低脂肪和低胆固醇食物，对于低密度脂蛋白胆固醇和总胆固醇浓度分别高于3.37mmol/L 和 5.18mmol/L 的患者，多数专家认为用调血脂药物进行治疗是有益的。考来烯胺、考来替泊、烟酸、氯贝胺和吉非贝齐等具有较严重不良反应，老年患者应慎用这些药物，而 HMG-CoA 还原酶抑制剂普伐他汀和辛伐他汀，则较适于老年患者。

3. 心绞痛与心肌梗死

硝酸酯类适用于所有年龄组的稳定型心绞痛，老年人舌下给硝酸甘油应取坐位或半卧位，以防止脑血流灌注不足而昏倒。β受体阻滞剂和钙拮抗剂也可用于老年稳定型心绞痛。普萘洛尔吸收后经门静脉进入肝脏，首关效应强，60%~70%被迅速分解。但老年人肝脏分解普萘洛尔能力降低，首关效应减弱，使其血浆游离浓度升高，易出现不良反应。因此，老年人应用普萘洛尔应减少剂量或延长给药间隔时间。维拉帕米和地尔硫卓应慎用于有心脏传导系统疾病的心绞痛患者，特别是与β受体阻滞剂合用，应监测老年患者心脏传导系统。老年人消除维拉帕米的半衰期较年轻人长，长期服用该药应减少剂量。对老年慢性稳定型与不稳定型心绞痛患者，阿司匹林有效降低心肌梗死和心脏猝死的发生率。阿司匹林、肝素、硝酸酯类和β受体阻滞剂等药物治疗老年心肌梗死的效果与治疗其他成年人心肌梗死的效果相似。

4. 充血性心力衰竭

老年人心力衰竭的治疗与成年人相同，但需注意一些问题。地高辛是老年人发生药物不良反应中最常见的药物之一。

原因是地高辛安全范围小，其治疗量与中毒量接近，2/3 经肾排泄，1/3 经肝排出，而老年人肝、肾功能减退，消除减慢，使其半衰期延长，故所需的维持量比年轻人少。地高辛能改善伴有房颤的老年心衰患者的症状，由于老年人肾功能减退，应减少其维持剂量，一般给予成人常规剂量的 1/2 或者 1/4，有条件的应进行血药浓度监测。利尿药是治疗老年患者水肿和肺充血的主要手段，其中呋塞米最大作用随年龄增加而降低，由于老年人的自稳机制衰退，应调整利尿药剂量，防止血容量减少和电解质紊乱。血管紧张素转换酶抑制剂能改善心衰症状和降低死亡率，由于大多数血管紧张素转换酶抑制剂经肾排泄，老年患者维持剂量应减少。β受体阻滞剂和钙拮抗剂有可能诱发或加重充血性心力衰竭，这两类药的使用要慎重。

5. 心律失常

老年人常发生心脏自律性异常或由传导阻滞引起的心律失常，常见的警示性指标有头晕、心悸和晕厥等。老年人室性心律失常和室上性异位节律较常见，室上性异位节律包括心房纤维性颤动、心房扑动、房室结折返性心动过速。室上性心动过速可用地高辛、维拉帕米、地尔硫卓、β受体阻滞剂或腺苷来控制。房颤的病因与年轻患者相似，其中甲状腺功能亢进所致在老年患者中常见，而这个病因常常被忽略。索他洛尔和胺碘酮可用于处理危及生命的心律失常，这两种药在预防患者死亡和恢复正常心律方面效果比较好。利多卡因也是治疗老年人室性心律失常的常用药物，但老年人利多卡因首关效应减弱，清除率也降低，致其血药浓度升高，加之老年人窦房结和房室传导功能减退，易受药物抑制，所以应用利多卡因时剂量应减少 50%，必要时监测血药浓度。奎尼丁在老年人的总体清除率比年轻人减少 30%~50%，半衰期延长 30%，血浆峰值浓度增加一倍。因此奎尼丁的维持量应减少，否则易出现药物蓄积中毒。普罗卡因胺经肾排泄，老年人肾排泄能力差，故老年人用药剂量要适当减少。

6. 脑血管疾病

大约 80% 的脑卒中发生于 55 岁以上患者，常用的防治药物阿司匹林通过抗血小板聚集而预防脑卒中，老年人即使服用低剂量也可引起出血，应从最低剂量开始，对高龄患者更应慎重。噻氯匹定用于阿司匹林无效或不能耐受的患者，是抗血小板聚集药替代品，主要不良反应有可逆性白细胞减少症（＜1%）、腹泻和皮疹。口服抗凝剂常用于预防全身性血栓栓塞（包括脑卒中），华法林有引起颅内出血的危险。

7. 血栓栓塞性疾病

血栓栓塞性疾病在老年患者中很常见，深静脉血栓通常无症状，但可引起肺动脉栓塞而致死，因此预防深静脉血栓对所有高危老年人患者非常重要。低剂量肝素皮下注射对多数患者可预防深静脉血栓和肺动脉栓塞，也可口服抗凝剂防止血栓形成，但由于老年人血浆蛋白含量减少，体内合成凝血因子速率仅为年轻人的 33%~50%，故对肝素和口服抗凝药非常敏感，正常成人剂量即可引起持久的血凝障碍，产生自发性出血的危险。70 岁以上老年患者需要华法林的剂量仅为 40~60 岁患者的 30%。老年患者使用抗凝药除应适当减少剂量外，还需加强监护，防止老年患者可能发生的出血现象。

老年人使用治疗阻塞性气道疾病的药物有哪些注意事项？

1. 哮喘

老年人迟发性哮喘与过敏反应关系很小，常因治疗其他疾病服用的阿司匹林或其他非甾体抗炎药，以及用于治疗心脏病或青光眼服用的β受体阻滞剂诱发或加重支气管哮喘。老年哮喘患者的治疗可采用支气管舒张剂和肾上腺皮质激素，但老年哮喘患者通常并发心脏病，使其治疗更加复杂。β受体激动药易增加心肌耗氧量、加重心动过速，因此应采用吸入给药方式，避免全身给药产生较重的心脏不良反应。

拟交感神经药和茶碱等支气管舒张剂能增加心肌耗氧量以及加重房性和室性心动过速，特别是拟交感神经药应采用吸入给药方式，避免使用口服和其他肠道外途径给药产生较严重的心脏不良反应（心律失常和心绞痛）。老年人服用氨茶碱后容易出现中毒，表现为烦躁、呕吐、记忆力减退、定向力差、心律失常、血压急剧下降等甚至死亡。静脉注射速度过快或浓度太高可引起心悸、惊厥等严重不良反应。氨茶碱主要通过肝药酶 $CYP1A_2$ 代谢，当与 $CYP1A_2$ 酶抑制剂（如环丙沙星等喹诺酮类抗菌药物）联合用药时，应适当减少茶碱给药剂量或调整给药间隔，并检测茶碱血药浓度，以避免茶碱血药浓度过高引起的毒副作用。

2. 慢性阻塞性肺病

老年人慢性阻塞性肺病与哮喘经常并存，特别是吸烟者，故戒烟非常必要。药物治疗通常采用吸入性支气管舒张剂异丙托溴铵与 β_2 受体激动剂联合用药，两者合用既有异丙托溴铵的快速扩张大中气道作用又有 β_2 受体激动剂长效扩张周边小气道作用，可使疗效增加，不良反应降低。

老年人使用治疗内分泌和代谢性疾病的药物有哪些注意事项？

1. 2 型糖尿病

2 型糖尿病（非胰岛素依赖型糖尿病）是中、老年人主要疾病之一，发病率随年龄增长而增加，在英美国家 50% 的 2 型糖尿病患者年龄在 65 岁以上。应该注意的是并不是所有患糖尿病的老年患者都需要药物治疗。对无症状无酮症的患者，应进行饮食控制和适量运动，保持理想的体重。口服降血糖药通常在糖尿病患者饮食控制无效时使用，较胰岛素使用方便，是治疗2型糖尿病的重要手段。老年人对糖代谢调节功能减退，口服降糖药易引起低血糖和低血糖性昏迷，所有口服降血糖药用于老年患者都应从小剂量开始，然后逐渐递增，防止产生低血糖反应。胰岛素治疗也常可引起低血糖反应，应加以注意。由于低血糖症状难以察觉，有可能造成老年患者昏迷或跌倒等严重后果。

2. 甲状腺疾病

甲状腺功能亢进和甲状腺功能减退的发病率常随年龄增长而增加。老年甲状腺功能亢进患者50%以上可发生充血性心力衰竭，需要紧急救治。老年甲状腺功能亢进患者可选择放射性碘治疗，疗效确切，但可能有加重老年人甲亢症状的危险，放射治疗后可用抗甲状腺药丙硫氧嘧啶、卡比马唑或甲巯咪唑迅速降低甲状腺功能，也可选用β受体阻滞剂普萘洛尔进行治疗，能减轻甲状腺功能亢进的多种症状，如心动过速、焦虑，但在用药时应注意加强对老年患者的观察。自身免疫性甲状腺炎是最常见的甲状腺功能减退病因，含碘药物胺碘酮以及长期锂盐治疗也可诱发甲状腺功能减退。老年患者应使用较低剂量的甲状腺素替代治疗，以防止心肌缺血和心律失常加重。

3. 骨质疏松

60岁以上老年人患有骨质疏松症的比例很高，对明确诊断为骨质疏松的治疗，主要是防止骨质进一步丢失和减轻疼痛的症状。雌激素可能通过降低甲状旁腺激素活性而减少绝经后骨吸收，但雌激素治疗可增加胆囊疾病和子宫内膜癌的发生。为减少发生子宫内膜癌，雌激素可与孕激素合用，并定期作乳腺和子宫健康检查。依降钙素、二磷酸盐类能抑制破骨活性，减少骨小梁丢失，增加骨矿物质沉积，能较为有效地防治骨质疏松和骨折。氟化物有很强的骨同化作用，但常引起胃炎，甚至关节炎，不宜应用于老年人。对于患有骨质疏松的老年人，治疗方案中还应包括适量的负重运动、补充维生素 D 和钙剂。

老年人使用治疗风湿性疼痛的药物有哪些注意事项？

风湿性疾病是老年人常见病和高致残性疾病，可用非甾体抗炎药、皮质激素等治疗风湿性疾病所致关节痛，但老年患者使用这两类药物的指征应谨慎掌握。阿司匹林的血药峰浓度、达峰时间、曲线下面积均随年龄增加而增大，非甾体抗炎药诱发的胃损害也与年龄相关。老年人使用对乙酰氨基酚时，半衰期可延长。吲哚美辛的半衰期在老年人也有所延长。其他解热镇痛药如布洛芬、噻洛芬酸，老年人与年轻人无差别。而萘普生因老年人的血浆蛋白结合力低，同剂量的血药浓度比年轻人高 1 倍，易发生毒性反应。因老年人常患有骨质疏松，再用皮质激素类药物，易引起骨折和股骨头坏死，尤其是股骨颈骨折，故应尽量少用或不用，更不能长期大剂量服用。如必须应用，须加服钙剂及维生素D。除了药物治疗外，体育疗法也是提高风湿性关节炎患者关节功能和生活质量的重要手段。

老年人使用治疗消化系统疾病的药物有哪些注意事项？

1. 上消化道疾病

老年消化性溃疡患者最好选择雷尼替丁，优点是每日一次给药，药物相互作用少，还能有效预防十二指肠溃疡复发性出血。现发现幽门螺杆菌感染与胃及十二指肠溃疡复发有关，治疗老年患者消化性溃疡病兼有幽门螺杆菌感染，应合并使用抗菌药物，如枸橼酸铋钾或次水杨酸铋和阿莫西林、甲硝唑合用。硫糖铝不应与 H_2 受体阻滞剂合用。

2. 便秘

便秘是老年患者常见症状，年老体弱患者粪便干结和排便次数少，通常需要常规使用缓泻剂。不适用液体泻药的患者，可使用植物纤维类膨胀泻药，必要时可用渗透性泻药山梨醇或乳糖。对一些顽固性肠蠕动减少的老年患者，口服成年1/2量的番泻叶制剂或比沙可啶，直到改善症状。老年患者在缓泻药开始使用时剂量应较低，起效后应尝试减少或停止使用缓泻药。

3. 大便失禁

大便失禁是严重残疾，功能性大便失禁为虚弱或腹泻者不能及时上厕所所致，这些患者肠道和括约肌无异常，只需针对虚弱和腹泻治疗。粪便嵌塞结肠或直肠引起失禁，通常漏出稀软大便，可通过消除嵌塞的合理措施治疗大便失禁。括约肌或肠功能紊乱引起的大便失禁，可用止泻药如地芬诺酯、洛哌丁胺等以最小剂量控制排便次数。

老年人使用治疗尿失禁的药物有哪些注意事项？

尿失禁在老年人中较为常见，分为医源性急性尿失禁和慢性尿失禁。医源性急性尿失禁通常是功能性的，医源性因素去除即可恢复；慢性尿失禁常需要药物治疗。由于膀胱逼尿肌主要受副交感神经支配，因此抗胆碱药依美溴铵、双环林和溴丙胺太林等可降低逼尿肌收缩、增加膀胱容量而治疗尿失禁。奥昔布宁是这些药物中最常用的，但在老年患者常因药物不良反应如精神错乱、口干、恶心、便秘、瞳孔散大、心动过速而限制作用。丙米嗪具有抗胆碱作用，还能阻断神经末梢对去甲肾上腺素的再摄取，又有拟交感神经作用，也有直接抑制膀胱张力的作用。

老年人使用治疗疼痛药物与麻醉药物的注意事项有哪些?

　　慢性疼痛是老年人多种疾病的最常见症状之一。老年人应用非甾体抗炎药及吗啡类镇痛药应从小剂量开始，根据疼痛程度或耐受性适当增加剂量。老年人对吗啡的镇痛作用敏感，同一剂量的效应为年轻人的3~4倍，作用时间延长。神经系统疾病引起的严重疼痛，抗惊厥药苯妥英钠和卡马西平以及抗抑郁药地昔帕明是非常有用的辅助药，他们既能控制疼痛症状又有解除抑郁症的作用。老年患者硫喷妥钠诱导麻醉所需剂量可降低50%，这是由于硫喷妥钠从中枢神经系统清除减慢。随年龄增长，吸入性麻醉剂肺泡最低有效浓度（MAC）降低，氟烷和易氟烷肺泡气苏醒浓度也随年龄增长而降低。老年人琥珀胆碱和维库溴铵的神经肌肉阻断作用起效较慢，由于清除也减慢，老年人维库溴铵的肌松持续时间延长。

老年人使用抗微生物药的注意事项有哪些?

　　老年人免疫功能减退，防御功能差。体外实验敏感的抗生素可能疗效差或无效，因此不能仅按体外药物敏感性实验结果选药。长期应用广谱抗生素后，比年轻人更易出现二重感染。老年人体内水分含量少，肝、肾功能减退，与年轻人相同剂量的药物易出现高血药浓度和毒性反应。敏感的病原菌种类可能不同。故老年人应用抗生素且疗效较长时，应随时监测肝肾功能并注意防止二重感染。

老年人应根据抗微生物药的特点选用不同抗微生物药，如青霉素类、甲硝唑、林可霉素、克林霉素、两性霉素 B 等用量不宜过大；氨基糖苷类、羧苄西林、头孢菌素类、乙胺丁醇、多黏菌素类则应减量或延长给药间隔时间，而四环素类、万古霉素类等则尽可能不选用。

明确用药目的，切忌滥用抗生素。严格按照医嘱或给药方案进行，一般敏感菌用药 7~10 天症状消失或感染控制后，应继续给药 48 小时以上；密切监控肝、肾功能及神经功能，若出现肾区不适、黄疸、耳鸣、头晕等应立即诊治或停药；教育老年人，疗程结束后，剩余药物不能随便自行使用；要积极配合治疗，以促进疗效。

老年人使用治疗肿瘤的药物有哪些注意事项？

老年人肿瘤发病率比年轻人高 7 倍，抗癌药物如氨甲蝶呤、环磷酰胺、普卡霉素、链佐星 / 博来霉素、顺铂、依托泊苷的剂量，可根据老年患者肌酐清除率进行调整。他莫昔芬为非甾体雌激素拮抗体，能有效治疗雌激素受体阳性的乳腺癌，是老年体弱患者乳腺癌或转移瘤的首选药物。乙烯雌酚仍用于治疗老年人的前列腺转移癌，但可能引起严重的静脉血栓。

老年人常用药物使用时有哪些注意事项？

由于老年人在生理、病理上的某些改变，影响了药代动力学与药效动力学，对许多药物高度敏感，用药过程中易出现不良反应，所以对老年人常用的几类药物在临床应用时应特别注意。

1. 抗生素

（1）青霉素。主要经肾清除，老年人肾功能减退引起其消除半衰期延长，血药浓度增高，易出现中枢毒性反应。当控制感染需较大剂量青霉素时，必须考虑老年人肾功能状况而减少剂量或延长给药间隔时间。肌酐清除率可以作为其可靠的衡量指标。另外，老年人处理电解质平衡的能力低，要注意不因给多剂量含钠青霉素而致钠过多，而给羧苄西林或替卡西林时应注意有无血钾过低。

（2）氨基苷类。均有不可逆的耳毒性和不同程度的肾毒性，且老年人较年轻人更易发生。因此类药物主要由肾排泄，老年人体内水分少，肾脏的肾单元减少，肌酐清除率降低，使药物排泄受到一定限制。老年人的高频听力渐衰，对耳毒药物更为敏感，所以更易发生上述毒性反应。65岁以上老年人应禁用此类药物，但特殊情况如结核性脑膜炎、鼠疫等确需应用时，用药过程中应进行药物监测或根据肌酐清除率调整剂量，并注意多饮水以减少对肾小管的损害，适当给以维生素类、氨基酸类等药物。

2. 降压药

老年人对低血压的压力感受器反应不敏感，周围静脉张力低，故易有体位性低血压。甲基多巴、利血平、胍乙啶均可令老年人发生体位性低血压，应慎用。哌唑嗪可发生"首剂综合征"，引起严重低血压晕厥反应，故对老年高血压及顽固心衰病人宜从 0.5~1mg 开始，并睡前或卧位用药，当可避免。

3. 地高辛

生物利用度个体差异大，有 67% 经肾排泄，由于老年人肾清除能力衰退而使半衰期延长，血药浓度增高，常规剂量易出现中枢神经毒性或严重的心脏毒性。应按老年人非脂肪体重计算，或视肾功能而调整剂量。以维持量为宜。肾功能严重不良的患者禁用。在缺钾、镁情况下慎用本品。氢氯噻嗪类利尿剂可致血钾降低，增加强心苷对心脏的毒性，合用时应补钾，或以保钾利尿药作为常规措施。奎尼丁、胺碘酮、维拉帕米、普罗帕酮均可使地高辛血药浓度明显升高，易致毒性反应。前二者与地高辛合用时地高辛剂量先要减半，并应加强对地高辛血药浓度监测。

4. 普萘洛尔

为高度肝清除药物，老年人肝血流量减少、肾清除差，可使普萘洛尔的半衰期延长。不同个体口服相同剂量时血药浓度可相差 20 倍之多。这可能由于肝转化功能不同所致，故剂量需个体化。一般主张由小剂量开始（40~80mg/d）。同时在用药期间应经常监测病人心率、血压和心脏大小。休息时心率不得少于 50 次 /min。若长期使用而突然停药，可产生高血压、快速型心律失常、心绞痛加剧。所以停用时需逐渐减量至停止使用。支气管哮喘及房室传导阻滞者禁用。

5. 抗心律失常药

利多卡因用于老年人半衰期延长，建议静滴速度及剂量酌减，必要时测血药浓度。西咪替丁可减少利多卡因的体内降解，使其血药浓度增加，即使正常剂量也会发生毒性作用。

6. 利尿药

老年人水和电解质代谢调节机能降低，应用利尿剂易引起脱水和电解质失衡，故用药过程中需定期测血电解质，注意体位性血压改变。

7. 镇静催眠药

老年人感觉变得迟钝，智力反应降低，应用镇静催眠药会比年轻人更易发生不良反应。已知老年人对巴比妥类会发生兴奋激动，其原因未明，故不宜常规应用。据报道，地西泮在老年人中的半衰期为年轻人的 4 倍，要在稳态时保持一定的血药浓度所需的剂量，老少并无差异，因此老年人给药的间隔要加长。老年人比年轻人对地西泮的中枢抑制作用更敏感，应用时需谨慎。

老年人应慎用哪些治疗药物？

对老年人易产生严重不良反应药物见表 1。

表 1　对老年人易产生严重不良反应药物

药物	不良反应	药物	不良反应
*巴比妥类	神志模糊	*氯噻酮	利尿过长，失禁
氯丙嗪	直立性低血压，低温	依他尼酸	耳聋
苯海索	视听幻觉	异烟肼	肝毒性损害
*倍他尼定	严重直立性低血压	*呋喃妥因	周围神经病变
*异喹胍	直立性低血压	四环素	肾功能损害时血尿素增高
*胍乙啶	直立性低血压	吲哚美辛	再生障碍性贫血
甲基多巴	倦怠，抑郁	甲芬那酸	腹泻
*甘珀酸钠	液体潴留与心力衰竭	*保泰松	再生障碍性贫血
强心苷	行为异常，腹痛，疲乏	雌激素	液体潴留，心力衰竭
*氯磺丙脲	血糖过低	*喷他佐辛	神志模糊，疗效不定

　　*老年人尽可能不用的药物。

老年人有哪些常见用药误区？

1. 剂量过大引起中毒

许多老年人患了病，恨不得吃上一两次药就把病治好，否则就认为服药剂量不足，盲目加大剂量服用，误认为这样做可以把病"压"下去，结果疾病非但未愈，反而造成药物中毒。当出现药物中毒时自己不知道，误认为疾病加重，继续加大药量。其实，许多疾病有其自身发生发展的规律，疾病好得快慢取决于多种因素，特别是与机体的抗病能力（包括精神状态、身体免疫状况）有着密切关系。患病后从用药到治愈需要一个过程，切勿随意超量服用，否则发生药物中毒在所难免。

2. 误服药物引起中毒

有些药片颜色一样，容易混淆。特别是有的药包在纸包里，只写服法，没有写明是什么药，开始服药时还记得，日久便忘了，此时只凭印象，最易误服。还有的人在空药瓶里放进另一种药，却没有将药瓶上的标签更换，结果"张冠李戴"，服错了药。

3. 安眠药引起中毒

老年人中有相当一部分人的睡眠依赖于安眠药，且药量越用越大，因此安眠药中毒时有发生。如苯巴比妥、异戊巴比妥、司可巴比妥类中毒，病人初期兴奋、狂躁、惊厥，随后转为抑制、嗜睡、神志模糊、口齿不清、朦胧深睡以至深度昏迷等。

4. 洋地黄引起中毒

洋地黄类药物主要用于治疗充血性心力衰竭，但其治疗剂量与中毒剂量十分接近，老年人耐量差，极易发生中毒。洋地黄中毒时，病人出现头痛、头晕、眼花、厌食、恶心、呕吐、腹泻，以及各种心律异常，如室性期前收缩、阵发性房性心动过速、房室传导阻滞，有的病人原有心房纤颤，突然心律变得整齐，心电图呈典型的洋地黄中毒图形。

5. 联合用药引起中毒

有些老年人认为，服药品种越多，作用越大，因而常常不加选择地同时服用多种药物。实际上，这样的服药方法很容易引起药物中毒。因为有些药物合用时有联合作用或相乘作用，另一些药物合用有相反作用，不仅减少药物的疗效，反而增加药物的毒性。例如，阿司匹林与乙醇同服，有增加肠道出血的危险；麻黄素与胍乙啶同服，可引起严重高血压；单胺氧化酶抑制剂与三环抗抑郁药合用，可引起痉挛、昏睡、异常高热、惊厥，甚至死亡。所以，老年人用药，最好不要超过3种药物同服。

6. 铁剂引起中毒

老年人常因各种原因导致贫血，但有的人误认为贫血都是缺铁引起的。因此，盲目服用补铁药物，大量食用含铁丰富的食物或各种补铁保健品。如长期补充铁剂或高铁饮食，会出现慢性铁负荷过重，会引起恶心、呕吐、腹泻、昏迷等急性铁中毒症状，严重者会致人休克、死亡。

老年人如何掌握合理的用药剂量?

由于老年人用药在体内过程的特殊性，用药剂量也有特殊规律性。老年人用药剂量，医师通常根据老年人的年龄、体重和状况而定。对年龄较大、体重较轻、体质较差的老年人，应从"最小剂量"开始，即按成人量的 1/5、1/4、1/3、1/2、2/3、3/4 等顺序用药。一般推荐用成人剂量的半量或 1/3 的量为起始剂量，有的学者提出叫"半量法规"，然后视病人反应和病情改善情况调整至合理用量。肾功能衰退者，应根据其肌酐清除率水平酌情调节剂量和用药间隔时间，根据病情轻重及主要脏器功能，综合考虑确定剂量。鉴于老年人药剂量可相差数倍，特别是解热镇痛药、β受体阻滞剂、抗心律失常药，个体用药差异都较大，所以主张"个体化"用药，这是老年人合理用药的一大特点。

（1）选择合理的用药时间。一般用药方法是：饭前服、饭后服、空腹服、睡前服、痛时服、1日2次、1日3次、间隔4小时服1次……这些常规口服用药是从药物的刺激性、维持有效血药浓度、药物在体内的代谢过程全面考虑的，是合理的科学用药必须掌握的时间观念。例如，对胃有刺激的药物规定饭后服，以减少对胃的不良反应；为使药物吸收迅速、完全，规定饭前服或空腹服；安眠药要在睡前服；根据药物在体内的半衰期和血药浓度，规定1日服用几次或隔几小时服用1次等，这些都是合理的行之有效的用药时间。

　　然而，老年人由于对药物的敏感性、耐受性及药物在体内过程的特殊情况，在用药时间和间隔时间上又有某些特殊性。例如，降压药物，由于老年人血压受多种因素影响，波动较大，个体差异较大，最好监测24小时动态血压，找出最佳用药剂量、给药时间。一般晚上不宜服用降压药，以防引起血脑供血不足等，造成危重后果。新开发的控释片剂，如酒石酸美托洛尔控释片，每日早晨服用1次即可，对高血压、心绞痛的疗效好，又安全，适宜于老年人用药。有些治疗药物应尽量避免长期服用，以免产生蓄积中毒。

　　（2）实行合理的联合用药。老年人往往一体多病，服药多种，在危急重病中，为控制并发症的发生，也常采用多药联用。但是，多药联用涉及生理的、生化的、药理的、物理化学的配伍变化，包括我们期望的"正效应"和不希望的"负效应"。这就要求合理联合用药，以达到防治多种病证、提高疗效、减少剂量、减轻毒副作用的目的。据统计，联合用药越多，毒副反应发生率越大。使用1~5种药物的不良反应发生率为3.4%，使用6种以上药物的不良反应发生率为24.7%。所以，有的专家提出，医师在开处方时应掌握"五种药物法则"，即每次开药不得超过5种。

①分清主次，抓住疾病的主要矛盾。有针对性的，主要药物只能有1种，做到少而精地用药。尽可能减少联合用药，切忌随意合用药物。

②合理配伍，减少毒副作用的发生。只有合理配伍，才能减少毒副作用。例如，强心苷与钾盐联合应用，可对抗强心苷导致的心率失常的毒副作用；氨茶碱与沙丁胺醇（舒喘灵）合用可提高平喘效果，这是我们所希望的"正效应"。

③避免药物的禁忌变化。有些药物联合应用会降低药效，增加毒副作用，应当十分注意避免这种"负效应"。例如，青霉素与四环素族抗生素联合应用，能降低青霉素的杀菌作用，影响疗效；强心苷与氢氯噻嗪（双氢克尿塞）利尿联合应用，可增强强心苷的不良反应；呋塞米（速尿）与头孢噻啶合用能增加肾毒性等。所以，老年人用药，一是要在医师指导下方可联合应用；二是应尽可能单药服用，以免发生药害。

老年人使用补药的原则是什么？

补药在中医临床上和老年保健用药中极为广泛，对增强体质、延年益寿颇有裨益。然而，补药应用得当对人体有益，应用不当对人体有害，即便是人参也是如此。所以，使用补药要从严遵守如下 4 条基本原则。

（1）健康勿补的原则。老年人动脉粥样硬化、高血压病、冠心病、脑卒中日渐增多，老年肥胖症、糖尿病、骨质疏松症、恶性肿瘤发病率也居高不下，这不能说与大吃大喝、大温大补、吃得过多、过于油腻无关。既往"病从口入"，主要讲许多肠道传染病因不讲卫生而造成大流行，如今许多国家的传染病、营养不良症

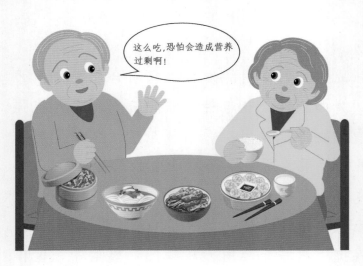

这么吃,恐怕会造成营养过剩啊!

已被控制了，"病从口入"主要指的非传染性的现代病：肥胖症、高血压病、冠心病、脑卒中、糖尿病、癌症等。而这些疾病恰好与营养过剩有关。所以，现代人特别提倡减肥祛病、节食增寿。而一个健康的中老年人追求进补是无益而有害的，只有在营养失调的状况下，才考虑进补的必要性。

（2）食补重于药补的原则。进补可分为食补和药补两大类。食补是根据自己的需要利用食物——鸡、鸭、鱼、肉、谷、鳖、木耳、大枣、橘等来强壮身体，防治疾病；药补是利用药物

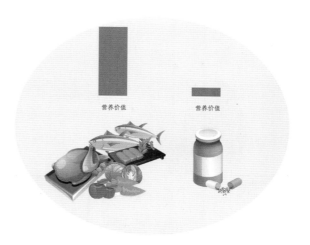

滋养气血、扶正祛邪，防治疾病。其原则是"食补重于药补"，因营养不足而体弱者，则以"食补"加强营养为主，适当的体育锻炼为辅；因疾病妨碍健康者则以药物治疗为主，饮食营养为辅。

（3）对症进补的原则。指的是缺什么补什么，补药有人参、鹿茸、枸杞子、当归、龙眼肉等以及各种维生素、鱼肝油、三磷酸腺苷等。但是无论食补还是药补，都应当是有的放矢，对症进补。须知补之得当、养之得法，方能立见成效。《本草纲目》中载有进补中药数百种，其中有补气药、补阴药、补阳药、补血药之分。这是因为人体有虚、实、寒、热之分，有表、里、阴、阳之别，因此应选用温、热、寒、凉、平之性和补阴、补阳、补气、补血的药物相应，否则可适得其反。如鹿茸，主要温补肾阳、强壮筋骨，不对症则会造成鼻孔流血、烦躁不安等不良反应。

（4）滥补有害的原则。人参能大补元气，益血生津，为扶正固本、补五脏之君药，肯定是好药。但人参不是万能

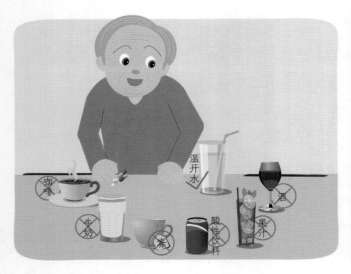

的补药，如阴虚火旺体质的人，服用人参会加重头晕、心悸、失眠等症，甚至使高血压病人血压升高。西药维生素滥补可引起中毒。长期大量使用维生素E，易引起血小板聚集，各种血栓形成，部分病人可出现恶心、头痛、疲乏、免疫力低下；过量的维生素D可导致高钙血症，引起头痛、厌食等胃肠道症状，甚至发生肾功能衰竭；过量的维生素A可引起畸胎及四肢疼痛、瘙痒等症状，加速老年人骨质丢失；长期大量使用维生素B可引起严重的外周神经病变；大量使用维生素C可引起胃酸过多、泌尿系统结石、深静脉血栓形成。所以，补药并非多多益善，而是多补有害。

中医对老年病用药是怎样规定的？

（1）攻勿过猛。老年病多以虚证居多，虚实夹杂较多，原则是：虚则补之，实则泻之。由于老年人正气衰弱，对病邪抗争能力较差，故"正邪交争"的反应不甚强烈。临床上典型的实证，如热结便秘、邪热壅肺，其热象往往不明显或不显著，此时往往易被误诊，特别是虚实夹杂证中的实证常被忽视。实则泻之当然也适合于老年病的治疗，但必须注意老年人生理、病理特点，因为老年人正气匮乏，一般经不起峻猛之药的克伐；攻泻药往往都是药性较偏之品，易伤脾胃。脾胃一伤，抗病能力便骤然下降，不但难克旧疾，且会引发新患。故"攻勿过猛"便成为中医治疗老年病的一大重要治则。老年人的实证往往兼夹虚证，常采用以攻为主，攻补兼施的治则。对实证危候常采用先攻后补的治法。老年人的实证，基本上都是本虚标实之证，如肝阳上亢、胸阳痹阻、大便秘结、小便癃闭等。"攻勿过猛"一般包括攻不伤正、温勿伤阴、清勿伤阳、汗勿开泄等。

老年人正气虚衰，对于攻泻之品一般不能任意使用。然而在急性病中，有热结腑实者，有蓄水蓄血者；在慢性病中，有痰饮停积者，有宿食不化者，有气滞血瘀者，有成积成聚者。以上种种，又要权衡利弊，必用攻下剂，但必须掌握尽量避免使用剧烈有毒之品，做到中量病即止，不可过剂。例如芫花、大戟、甘遂、巴豆逐水力最强，对胃有强烈刺激，每能引起剧烈吐泻，以致严重损伤元气和津液，甚至有亡阴亡阳之变。老年人肺气虚弱，卫外不固，易患伤风感冒，故发汗解表也常应用，但必须照顾老年人体质虚弱的特点，发汗不能太过，以防耗损津液、损伤元阳、出现亡阴亡阳的危候。麻、桂、羌、辛之燥烈之品皆当慎用。如属风寒表证可酌用葱白、豆豉、防风、苏叶，如属风热表证可酌用薄荷、荆芥、金银花、连翘、桑叶、菊花；暑季感冒可酌用香薷、鲜藿香、鲜佩兰；有明显气虚表现者可佐党参、黄芪；有阴虚见证者可佐玉竹、沙参、麦冬。既要发散表邪，又不使开泄外夺而致伤元气和津液。

正如著名老中医蒲辅周所述："汗而无伤，下而勿损，温而无燥，寒而易凝，消而易伐，补而无滞，和而无泛，吐而无缓。诸法的运用，都包含着对立统一的治疗原则。"

（2）杂而不乱。由于老年人的生理、病理特点及许多病证的错综复杂性，应用药疗时往往既不胜攻又不任补。如果见虚就补，见实即泻，往往是下手便错。所以老年人用药应选择药性较平和者，使之攻勿过猛、补勿过偏、杂而不乱。杂而不乱是中医对老年病治疗用药的原则。"杂"是指老年病病理变化复杂，选用药物也相应复杂；"不乱"是指虽然用药药味较多，但有主、辅、佐之分，各司其职，用量得当，且随证加减。对于虚实互见的病证，以攻补兼施，或以攻为主或以补为主，要做到刚柔相济，攻不伤正，补而不滞，补不恋邪；对于寒热错杂病证，多寒热并用，或以寒为主或以热为主，要做到寒不伤阳，热不伤阴；对于气机逆乱之证，往往是升降并举，或以升为主或以降为主，要做到升降相因，气机调畅。所以，中医是最讲究辩证法的，以上治则充分体现了辨病施治、辨证施治的法则。老年病用药较为复杂，其选择性和兼顾性均较强，除了针对复杂病证外，还要兼顾衰退的脏腑的承受能力，特别要保护脾胃。不仅要了解药物性能、用法、用量，而且要根据老年人的体质、年龄、疾病状况、精神因素等状况施治。这在使用中草药时尤应注意。如今，中成药的应用日渐增多，上述辨证已体现在合理调配中，但中成药也必须遵照上述原则合理选用。

（3）补勿过偏。老年人脏腑功能虚弱，老年病又以虚证多见，阴阳气血虚损是老年病的基本特点，故老年疾病常用补法，以振奋阴阳气血，扶正固本，增强机体抗病能力。但"补勿过偏"，因为峻补太过，会加重机体的失衡，不利于疾病防治，甚至会补出病来。

按照"虚则补之"的法则治疗是完全正确的。但老年人的虚证很少单独存在，由于病程因果关系的转化，又常兼夹实证，如阳虚多夹痰饮，阴虚易见火旺，气虚常罹外感，血虚多兼瘀滞，而补药又多具有一定的收敛性质，不利于实邪排出，故应用补药时常根据具体情况配伍或祛邪药，或化痰、消炎、疏风、活血药等。有些补药药性较偏，使用不当或滥用，可引起气滞化火、伤阴动血、中焦痞满诸病证。老年人脾胃功能减弱，消化能力较差，不易受纳带有一定壅滞、滋腻和寒热性质较偏的补药。所以，补药也应选择补而不滞、滋而不腻、寒热适中之品，以期达到健运脾气、补养气血、平调阴阳的目的。所以，"补勿过偏"是治疗老年人虚证的重要用药法则。

正如《奉亲养老新书》所述："上寿之人，血气已衰，精气减耗……大体老年人药饵，正是扶持之法，只可温平、顺气、进食、补虚、中和之药治之。"程仲龄在《医学心悟》一书中说："至于病邪未尽，元气虽虚，不任重补，则从容和缓以补之，相其机宜，循序渐进，脉证相安，渐为减药，谷肉果菜，食养尽之，以底于平康。"这里程仲龄强调：不宜重补，循序渐进，逐渐减药，食养尽之，都是补勿过偏的具体论述。

总之，老年人虚证进补或服用补药，一要注意自身生理病理特征，辨清阴阳气血之虚，并落实到具体脏腑；二要注意药物都有一定偏性，补药也不可随意滥用，如果确实需要进补，应尽量选择药性平和者，决不可重剂峻补；三要注意健运脾气（消化），只有脾气旺盛，才能有利于补药吸收。一句话，老年人用补药治病，一定要遵守"补勿过偏"的治疗法则。

老年人家庭常用的用药方法有哪些？

1. 内服法

是家庭用药最常见、最方便的方法。具体有 8 种形式。

（1）直接服用：内服的液体剂型一般可直接服用，例如合剂、露剂、溶液剂、酊剂、糖浆剂、流浸膏剂、乳剂等。

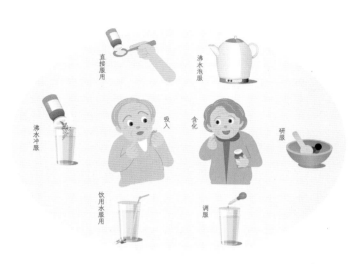

（2）温开水或饮用水送服：凡是内服的固体剂型一般都应当用温开水或者凉开水送服，例如各种片剂、丸剂、散剂、胶囊剂等。

（3）沸水泡服：茶剂需用沸水浸泡后取液口服，有时可能还需要加以煎煮后服用。

（4）沸水冲服：例如颗粒剂（冲剂）、煎膏剂或流浸膏剂，均应用沸水溶化或稀释后服用。

（5）调服：一是散剂，用乳剂或糖水将其调成稀糊状喂服或自服，既可成形矫味，又不会引起呛咳。多用于吞咽困难者；二是滴剂，将滴剂直接加入乳汁或糖水中服用。

（6）研服：对吞咽困难的老年人，可将丸剂、片剂掰开加水研成稀糊状服用。但应当注意研服的药物，必须是对胃、十二指肠无刺激作用者，不会因研服而迅速吸收引起不良反应。肠溶片不能采取研服，以免引起胃溃疡或十二指肠溃疡，或加重溃疡病的发展。

（7）噙化：即含化。将药物含在口中舌下缓慢溶解吸收或咽下。例如硝酸甘油含片、四季润喉片、健民咽喉片等。

（8）吸入：气雾剂给药，口吸或鼻吸，用于咽炎、气管炎等。

2. 外用法

（1）涂敷：将药物直接涂敷于患处，是搽剂、油剂、油膏剂、软膏剂等剂型的用药方法。

（2）调敷：将药物用适当的液体调成或研成糊状，敷于患处，是外用散剂或锭剂的用药法。清洁水、茶水、醋、酒、香油、蛋清等皆可用来调药。醋取其收敛消肿，茶取其清热解毒，酒取其活血通经、消毒、止痛，

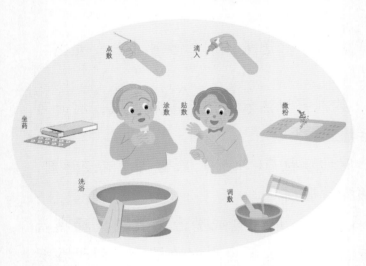

香油有润肤作用，蛋清有润肤和护肤作用。

（3）撒粉：将药粉直接均匀地撒布于患处，或将药粉撒布于膏药或涂有药膏的敷料上，然后贴敷患处，为外用散剂的用药方法。

（4）贴敷：将药物贴于皮肤患处，如膏药。

（5）点敷：是指用消毒棉签等蘸取药粉，点药到患处的方法，如口腔溃疡时用棉签蘸药直接点敷到溃疡面上。

（6）滴入：一是涂眼膏或滴眼：为滴眼剂、眼膏的用药方法，轻轻上下翻开眼睑，挤入眼膏；或滴入滴眼剂（眼药水），然后开闭眼数次，使眼药水或膏剂涂满眼球。滴眼时应压迫泪囊，以免药液通过鼻泪管流入鼻咽腔，而引起中毒。二是滴鼻、滴耳等。

（7）洗浴：用较大量的药液或药物溶液洗浴患处。

（8）坐药：将栓剂塞入肛门或阴道的用药方法。

老年人给药时间与配伍有什么要求?

1. 给药时间与剂量单位

（1）给药次数：系指每天服用药物的次数。给药次数多少主要由两个因素决定的，一是药物的生物半衰期的长短，半衰期长者次数少，半衰期短者次数多；二是药物在人体内消除的快与慢，消除快的药物次数多，消除慢的药物次数少。凡长期服用药物者，应警惕可能引起的蓄积中毒。

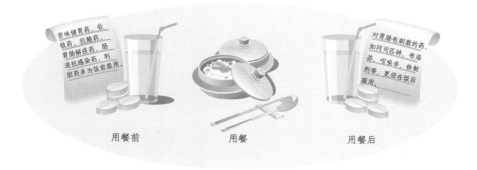

用餐前　　　　　用餐　　　　　用餐后

（2）药物服用时间：应根据具体药物而定。有的药物如驱虫药，要求在空腹或半空腹时服用，以使药物对虫体接触面大而浓度高，发挥更好的效果；抗酸药、胃解痉药多数在饭前服用效果较好；止喘药、镇痛药多在症状发作时服用。一般来说，苦味健胃药、收敛药、抗酸药、胃肠解痉药、肠道抗感染药、利胆药多为饭前服用，催眠药、缓泻药为睡前服用，其余均可在饭后服用，特别是对胃肠有刺激的药，如阿司匹林、布洛芬、吲哚辛、铁制剂等，更需在饭后服用。

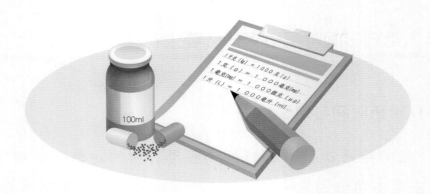

（3）剂量：是指一次给药后能产生药物治疗作用所需的用量。重量单位以千克（kg）、克（g）、毫克（mg）、微克（μg）4级重量单位表示。容量是以升（L）、毫升（ml）两级计量单位表示。它们之间的关系是恒定的，即：1千克（kg）=1000克（g），1克（g）＝1000毫克（mg），1毫克（mg）＝1000微克（μg）；1升（L）＝1000毫升（ml）。

2. 配伍用药与抗生素

（1）药物配伍：在药剂制造或临床用药过程中，将两种或两种以上的药物混合在一起称为配伍。在配伍时，若发生不利于质量或不利于治疗的变化，影响治疗效果，甚至影响病人用药安全，称之为"配伍禁忌"。药物配伍恰当，可改善药剂性能，增强疗效。例如，选择适当的附加剂使药剂稳定，口服亚铁盐治疗缺铁性贫血时加用维生素C，可以增加吸收等。

但是，配伍禁忌也常发生，可分为3种。一是物理性配伍禁忌，是指药物配伍时发生了物理变化，如某些药物研合时形成低共溶性混合物，既破坏了外观形状，又造成使用困难；二是化学性配伍禁忌，是指两种或两种以上药物配伍时发生了化学变化，发生了沉淀、氧化还原、变色反应，使药物分解失效；三是药理学配伍禁忌，是指配伍后发生了药效变化，增加了毒性等。

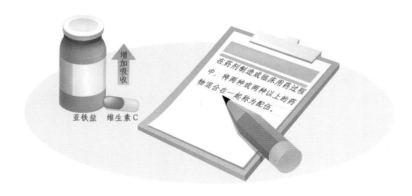

（2）药物相互作用：系指两种或两种以上的药物同时服用时所发生的药效变化，即产生协同作用（增效）、相加作用（增加）、拮抗作用（减效）。合理的联合用药，可以增强疗效或降低药物不良反应；不合理的联合用药，可导致

疗效降低或毒性增加，甚至发生一些异常反应，干扰治疗，加重病情。

（3）抗生素：系指由细菌、真菌或其他微生物在生长过程中产生的具有杀灭和抑制病原体微生物的物质，或使用化学方法半合成的衍生物和全合成的仿制品。抗生素具有效价和使用期限，对自然环境依据各药的理化性质有特殊的限定。

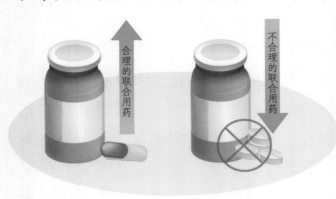

（4）抗菌谱：泛指一种或一类抗生素（或抗菌药物）所能抑制或杀灭微生物的类、属、种范围。例如，常用的青霉素的抗菌谱主要包括革兰阳性菌和某些革兰阴性菌，链霉素的抗菌谱主要是部分革兰阴性菌，两者抗菌谱的覆盖面均较窄，因此属于"窄谱抗生素"。而四环素类抗生素的抗菌谱覆盖面广，包括一些革兰阳性菌、革兰阴性菌、立克次体、支原体、衣原体等，因而被称之为"广谱抗生素"。抗菌谱反映了自然状态下细菌（微生物）对药物的敏感性，不存在耐药性的干扰。同类或作用相似的药物常具有相同或相近似的抗菌谱。虽然抗菌谱是选择抗菌药物的重要依据，但应用时还必须考虑细菌（微生物）耐药性的现状，两者决不可偏废。

饮食对老年人家庭用药的影响如何？

1. 药物与食物

药物与食物相克，指某些药物与食物之间存在着相互制约和排斥的关系，在饮食上需要禁忌。这种禁忌不仅在服用中药时有，服用西药时也有，食用不当会影响药效，或增加药物的毒副作用。

（1）含钙食品。牛奶、乳制品、豆制品、黑木耳、海带等含钙较多，服用四环素类药、红霉素、甲硝唑、甲氰咪胍时应忌食。因为含钙食物与这些药物可发生反应，生成不溶性络合物，延缓或减少药物的吸收。

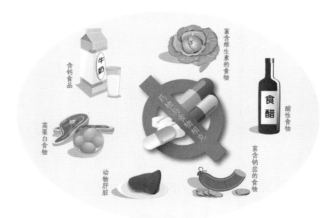

（2）酸性食物。食醋、酸性水果、肉类、禽类、蛋类等食物，与磺胺类、碳酸氢钠等药物合用，易在泌尿系统形成结晶，从而损伤肾脏，或降低药效，增加副作用。

（3）富含维生素的食物。豌豆、卷心菜、韭菜、菠菜、生菜及动物内脏，不宜与香豆素类为主要成分的抗凝剂合用，因为它们的作用相反。

（4）富含钠盐的食物。腌肉、腌鱼、咸菜等高钠食物，忌与排钾利尿药和抗高血压药同用，以免影响药物疗效。

（5）动物肝脏。猪肝、牛肝、羊肝、鸡肝、鸭肝，可使酶制剂药物变性而失去活性，故忌与多酶片、胃蛋白酶、胰酶、淀粉酶等消化酶类药物同用。

（6）高蛋白食物。牛肉、鸡蛋、牛奶及其制品等，不宜与氨茶碱、茶碱类药物同服，否则可降低药效。

2. 不能与酒同服的西药

治疗气血虚弱、机体虚寒、气滞血瘀、风湿痹证、手足不遂、步履艰难、跌打损伤疾病的中草药可用酒浸泡服用。然而现代研究发现酒对肝细胞内的药物代谢酶存在双向作用，大量酒精对肝药酶有抑制作用，少量的酒精对肝药酶起诱导作用，使肝药酶的活性增强。有些西药和酒并不太"和睦"，一杯烈性白酒有时可能成为一杯"毒药"。例如，1977年12月24日，世界著名的幽默大师卓别林参加了一个盛大的酒会，在酒会上，他兴致勃勃，频频举杯，一饮而尽，但在当晚，却长眠不醒，与世长辞了。他的突然逝世，引起人们的震惊和猜测，后来经检验证实，他是死于安眠药与酒同时服用而中毒。卓别林的猝死告诫人们：酒前酒后慎服药物。那么，哪些西药不宜与酒同服呢？

抗凝血药。大量饮酒对抗凝血药，如肝素、双香豆素的作用有影响。大量饮酒对肝药酶的抑制使这些同用的药物在体内的半衰期延长，而产生蓄积中毒。

苯妥英钠、安乃近、苯巴比妥。少量饮酒，酒精对肝药酶起诱导作用，使这些药物在体内的代谢加速，半衰期缩短，药效下降。

精神安定药和抗过敏药。氯丙嗪、异丙嗪、奋乃静、地西泮（安定）、氯氮草（利眠宁）等精神安定药，氯苯那敏（扑尔敏）、赛庚啶、苯海拉明等抗过敏药物，如果和酒同时服用，轻则使人昏昏欲睡，重则使血压降低，呼吸抑制而死亡。

雌激素类药物。因妇女服用雌激素类药物之后饮酒，其肝脏分解雌激素的速度延缓，从而使血液中的雌激素水平在数小时内大幅度增加。经常饮酒，会使其雌激素长期在过高水平，乳腺癌的发病危险性增加，所以服雌激素的妇女忌饮酒。

抗心绞痛药。硝酸异山梨酯（消心痛）、硝酸甘油可骤然地扩张血管，如果与酒合用，酒会加剧这些药物引起头痛等不良反应。饮酒多，还可引起血压下降、胃肠不适甚至突然晕倒等严重不良反应。

降血压药。利血平、肼苯哒嗪、硝苯地平（心痛定）等，若与酒同服或在服药期间饮酒，因酒精能引起血管扩张，所以易出现低血压。如果饮酒过多又服用大量的降压药，常常会出现休克，严重时可危及生命。

降血糖药。喝酒以后再服降血糖药，如苯乙双胍（降糖灵）、格列本脲（优降糖）、甲苯磺丁脲或使用胰岛素等，因酒精能刺激胰岛 B 细胞分泌胰岛素，所以酒能增强降血糖药物的降糖作用，引起低血糖性休克，加重药物的不良反应，并可诱发乳酸血症。糖尿病病人长期饮酒，还可造成神经损害，出现各种神经精神症状。

水杨酸类解热镇痛药。阿司匹林本身就有损伤胃黏膜、引起胃炎的副作用，如与酒同服，可诱发胃溃疡或引起急性出血性胃炎。

抗抑郁药。喝酒以后服用抗抑郁药苯乙肼，可以造成兴奋过度，还会引起血压过高而导致脑出血甚至死亡。

止血药。因酒精对凝血因子有抑制作用，再加上酒精可以扩张末梢血管，所以酒与止血药，如维生素K、安络血等的作用是相互对抗的，故酒后不宜使用这些药物。

利尿药。喝酒以后再服用大量的利尿剂，如氢氯噻嗪（双氢克尿噻）等会引起血压过低和头晕等不良反应。

利福平、红霉素和抗血吸虫药。这些药物对肝脏的毒性大，若与酒合用会使毒性更加严重，并加重对肝脏的损害。

维生素类药物。饮酒会妨碍维生素类药物的吸收，所以服用这类药物时不宜饮酒，以免影响疗效。

因酒精在体内代谢有一个过程，为了减少酒精对药物的影响，喝酒的人应在服药前1~2天至停药后3~4天禁止饮酒。

3. 饮茶对药物疗效的影响

茶在中国历史悠久，很多人喜欢饮茶。饮茶不仅可以提神醒脑，而且可以防病治病。如饮茶可以助消化、解油腻、利尿、治便秘；长期饮茶可以预防龋齿、冠心病、动脉粥样硬化和癌症。但是茶叶中含有多种结构复杂的化学成分，如氨茶碱、鞣酸、苷类化合物、咖啡因、可可碱等，能与某些药物发生理化反应，对抗或干扰药物作用。或使药物变质而影响药物的吸收，使药物的疗效降低或失效，甚至发生不良反应，所以服药应忌用茶水送服。

鞣酸对金属离子药物疗效的影响。含金属离子的药物，如铁剂（硫酸亚铁、富马酸亚铁、枸橼酸铁铵），钙剂（铝酸钙、葡萄糖酸钙），钴剂（维生素 B_{12}、氯化钴），铋剂（碳酸铋、丽珠得乐），铝剂（胃舒平、硫酸铝），银剂（矽碳银）等，茶叶中鞣酸可与这些药物结合，在胃肠道内产生沉淀。不仅影响药物吸收，降低疗效，而且刺激肠道，引起胃部不适，甚至引起胃肠绞痛、腹泻或便秘等。

含生物碱的药物。洋地黄、洋地黄毒苷及地高辛等强心苷类药，这些药物与茶叶中鞣酸结合，生成不溶性沉淀物，从而丧失药效。

消化酶制剂。胃蛋白酶、乳酶生、多酶片，胰酶、淀粉酶等都是蛋白质制剂，与茶叶中鞣酸结合成鞣酸蛋白，从而使酶失去助消化作用。

某些抗生素。四环素类（四环素、土霉素、金霉素、强力霉素）、红霉素、林可霉素、氯林可霉素、链霉素、新霉素等与茶叶中鞣酸结合影响其吸收与药效。

含碳酸氢钠的药物。健胃片、大黄苏打片、小儿消食片、碳酸氢钠，遇茶叶中鞣酸会引起分解反应，使其失去药效。

中药。中药多含酸性物质或生物碱，容易和茶叶中鞣酸产生沉淀，使药物变质，所以中医强调不可用茶水服药。

茶水对双嘧达莫药物的影响。双嘧达莫用于治疗冠心病，而茶水中有抗环磷腺苷作用的成分，降低双嘧达莫的疗效。

镇静催眠药物。茶叶里含有的咖啡因、茶碱等成分，具有兴奋中枢神经、强心和利尿的作用，故在服用镇静催眠药物（苯巴比妥等）中枢抑制药时，不宜同时喝茶或用茶水送服。

单胺氧化酶抑制剂。痢特灵、优降宁、利血平、苯乙肼、甲基苄肼、异烟肼等具有单胺氧化酶抑制作用的药物，能抑制人体内各种组织中的单胺氧化酶，使去甲肾上腺素等单胺类神经递质破坏受阻而贮存在神经末梢部位。同服茶水后，咖啡因可刺激神经末梢，使去甲肾上腺素大量释放而产生恶心、呕吐、腹泻、腹痛、头痛、头晕、运动失调、心律失常等症状，严重时可导致高血压危象和脑出血。

4. 饮料对药物影响

饮料不能送服药物。因为多数饮料（包括汽水、果汁、果茶等）的主要成分是糖、有机酸（如枸橼酸、维生素C、苯甲酸）、碳酸氢钠、鞣质、香精等。这些成分如与药物混合在一起，不仅会影响药物的吸收和疗效，而且使许多药物提前分解和溶化，对胃黏膜产生刺激作用，加重药物的不良反应。

饮用酸性饮料对磺胺药的影响。酸性饮料，如雪碧（含枸橼酸）、橘子水（含维生素C）、乐百氏奶饮料（含柠檬酸、乳酸），可使尿液酸化使磺胺类药物的溶解度降低，在酸性尿中加重结晶的形成，引起血尿、尿闭等不良反应。

酸性饮料对碱性药物的影响。氨茶碱、小苏打、氢氧化铝与酸性饮料同服时，发生酸碱中和反应，改变药物性质，减少吸收，使药物失去一定疗效。

酸性饮料与红霉素。因红霉素在酸性环境中作用明显降低，故不宜与酸性饮料同服，以免降低疗效。

汽水（含碳酸氢钠）饮用碱性饮料可使尿液碱化，四环素类药物在酸性环境下易于吸收，当服用碱性饮料则影响其吸收，降低四环素类药物疗效。弱碱性药物如奎宁、阿托品等生物碱及苯丙胺在碱性尿液中离解度小而被重吸收，易引起体内蓄积中毒。

巴比妥类药物，如苯巴比妥在碱性尿液中离解度增大，脂溶性降低，重吸收减少，药物易从尿中排泄出去，而降低疗效。铁制剂与碱性饮料如硫酸亚铁、右旋糖酐铁等遇碳酸氢钠类饮料，会产生沉淀，从而影响铁制剂的吸收。

含大量鞣质的果汁饮料与某些药物结合成不溶性沉淀物。当果汁饮料与硫酸亚铁、氢氧化铝、碳酸铋、硫酸镁、碳酸钙等无机药物及磺胺类药物同服时，鞣质能与药物中的铁、钙、锌、镁、铝、铋等金属离子结合形成不溶性鞣酸盐沉淀物，影响药物的吸收，降低生物利用度，使药效减弱。鞣质与磺胺类药物结合，会影响药物的排泄，并使肝脏血药浓度增高，导致药物中毒性肝病发生。

大量含糖的饮料对药物疗效的影响。有些健胃药和驱风健胃药（如健胃散、龙胆大黄合剂等）并非直接通过胃肠道吸收后起作用，而是借助药物的苦味刺激口腔味觉器官，反射性地兴奋食物中枢，使胃液分泌增加，从而起到帮助消化、增强食欲的作用。当这些药物与甜饮料同服时，由于其甜味而解去药物苦味，使药物失去原有功能。对解热镇痛药（阿司匹林、布洛芬等）、异烟肼、维生素等，含糖饮料能影响它们的药效或干扰药物的吸收过程。治疗糖尿病药物和降血脂药，应避免与含糖高的饮料同用，因为糖对糖尿病人血糖本身不利。

由此可见，送服药物用饮料是有害的，应以白开水送服药物。

5.吸烟对服药的严重影响

吸烟产生最危险的物质是焦油、尼古丁和一氧化碳。一支香烟中含有尼古丁为6~8毫克，足以杀死1只老鼠，焦油含有20多种致癌的剧毒物质，尼古丁可使血管痉挛，血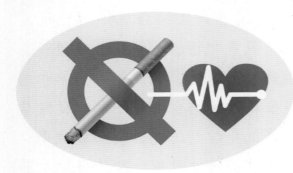压升高，心率加快，诱发心绞痛。一氧化碳在进入人体后，易与血液中的血红蛋白结合成碳氧血红蛋白，从而引起人体组织器官缺氧。烟雾中的多环芳香烃类化合物如苯并芘除致癌、促癌作用外，可增强肝细胞内的药物代谢酶活性，加速药物的破坏和排泄；吸烟还能明显延迟胃内食物的排出时间，影响药物的吸收。

由此可见，吸烟不仅有害健康而且影响药物疗效。

（1）吸烟加速药物的代谢和排泄。解热镇痛药，如去痛片、散利痛等，吸烟者服后，其代谢速度加快，疗效显著下降，疗效仅为不吸烟者的10％。平喘药，如二羟丙茶碱、氨茶碱等用于吸烟者，其破坏与排泄速度比不吸烟者快3倍，使疗效降低。据观察，即使戒烟2个月，也难以改变这一情况。

抗心绞痛药，如硝苯地平、普萘洛尔和阿替洛尔等，吸烟者服用后药物在血液中的浓度较不吸烟者低，排泄量增加，以致加剧病情。立即戒烟，会使心绞痛发作次数减少，心功能改善。吸烟者口服甲苯磺丁脲、苯乙双胍，或注射胰岛素，均会降低疗效，通常胰岛素需相应增加15%~30%，方能达到效果。吸烟者肝素血浆半衰期较非吸烟者缩短，其在血液中消除加速。

（2）吸烟影响药物的吸收。H_2受体阻断药，如西咪替丁、雷尼替丁、法莫替丁等，用于治疗胃、十二指肠球部溃疡及上消化道出血时，常因吸烟使血管收缩，加之延长胃部的排空时间，减慢药物在小肠内吸收速度，而延迟溃疡愈合。有人发现，吸烟者夜间能大量分泌胃酸与胃蛋白酶，较不吸烟者多92％和59％，以致胃病发生率增高。维生素C可对抗致癌物亚硝胺，增强免疫力和预防血脂过高所致心脏病等，吸烟者影响维生素C的吸收，血中维生素C浓度较不吸烟者下降约30％，故应给予补充。

（3）吸烟导致药物蓄积中毒。吸烟者服镇痛药，不仅疗效降低，而且使其代谢产物不能迅速排出体外，以致蓄积中毒。

（4）吸烟增加避孕药的不良反应发生率。因为口服避孕药本身有引起血栓性疾病的可能，加之吸烟使体内释放儿茶酚胺，增加血小板的黏附性，所以使口服避孕药的妇女易患心脏病。世界卫生组织公布的一项研究报告指出，每天吸烟10支以上的妇女，服用避孕药诱发心脏病的可能性比不吸烟的妇女高20倍，有高血压病史的妇女服用避孕药诱发心脏病的可能性比没有高血压病史的妇女高约10倍。

6. 服药与饮水有关系吗?

水是体液的主要成分，是维持人体健康不可缺少的营养素。水是人体生理、生化代谢反应的基础，以水为主要组成部分的血液是运输氧和代谢产物的载体。人体内水分在调节体温方面亦发挥着重要作用，水也是体腔、关节、呼吸道等器官良好的润滑剂。服药时应多饮水，以利于药物在人体内的利用与排泄，然而有些人仅用一口水把药送下，多一口都不喝，或者服药时图省事而干吞。因不喝水或喝水少，药物刺激食管黏膜可引起炎症和溃疡；服用磺胺类药若不多喝水，可能会在尿中析出结晶，出现管型尿、蛋白尿、血尿，损害肾脏；发热时服用阿司匹林，少喝水既不利于发汗降温，还会因发汗过多，缺水引起虚脱。

但是有两点应当注意：

（1）各种止咳糖浆通常依靠糖浆覆盖在咽部黏膜表面，以减轻炎症对黏膜的刺激，缓解咳嗽，若即刻大量饮水，会使药液稀释并迅速吞下，失去原有的作用，因此服这类药物可以半小时后再饮水。

（2）有些药物忌用热水冲服，如胃蛋白酶合剂、胰酶片、多酶片、酵母片、乳酶生（表飞鸣等）、维生素C、小儿麻痹糖丸、青霉素类干糖浆等，因以热水冲服容易使这些药物变性，降低或失去疗效。所以，一般服药应用低温开水送服。

合并用药的利与弊分别是什么？

一般药物合并应用有利有害。两种或多种药物合并应用，由于药物的相互作用，既可使药效加强或使不良反应减轻，也可使药效减弱，或使毒副作用增加。

1.有益的合并用药。由于药物品种不断增加，医师在治病中联合用药并非罕见，一张处方多

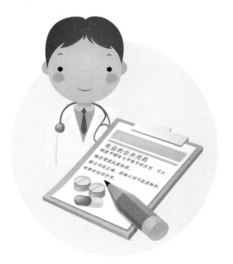

药合用已司空见惯，成为经常的用药方法。联合用药有其有利的一面，适当正确的联合用药可收到药效增强、毒副作用降低的效果，这种合并用药是有益的。例如，磺胺甲噁唑与甲氧苄啶合用，可大幅度增强抗菌效果；抢救有机磷中毒时，阿托品与解磷定合用，解磷定可复活胆碱酯酶，减少乙酰胆碱蓄积，阿托品对抗乙酰胆碱，两药合用可起到协同作用，增强疗效。联合用药正确，药物之间可起到相加、相乘的协同作用。在高血压病和结核病的治疗中，多采取联合用药，可起到增强疗效、减轻毒副作用的效果。

2. 不良的相互作用。药物联合应用也有不利的一面，因为某些药物合用，可使疗效相互抵消，毒副作用增强，对人体有害。例如，香豆素与保泰松或吲哚美辛合用，可增加血液中游离型的双香豆素，增强其抗凝作用，易引起出血。吩噻类药物具有 α 受体阻滞作用，可引起体位性低血压，如果与利尿药合用，可加重这种不良反应。保泰松与利尿药合用，因保泰松有水、钠潴留作用，与利尿药相拮抗，可降低疗效。因此，联合应用药必须考虑药物的相互作用，只有用之得当，方能取得有益效果；用之不当，则增加药害。

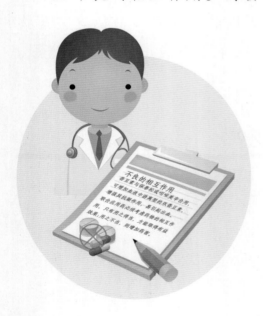

中成药与西药合用的利与弊分别是什么？

随着中西医结合进程的加快，中西药合用的机会将不断增加。然而，中西药分属于两个截然不同的医学体系，有着各不相同的理论基础和用药经验，中西药合用，自然要产生很多新问题，因此了解中西药合用的利与弊非常必要。

1. 增强疗效

在中医理论基础的指导下，把中医辨证和西医辨病相结合，各自取长补短，将中西医药融为一体，合理联用，往往能取得比单用西药或单用中成药更加满意的效果。例如，板蓝根冲剂与磺胺增效剂（MTP）合用，抗菌消炎作用明显增强，对扁桃体炎的疗效比单用板蓝根冲剂或单用磺胺增效剂要好得多；异烟肼、利福平等抗结核病的西药，同中成药灵芝冲剂合用，不仅可提高抗结核药的疗效，也可使结核菌较不容易产生耐药性；中成药解毒消炎丸可使西药异烟肼治疗淋巴结核的疗效显著增加。

增强疗效

西药　　　　　　中成药

2.减少药物不良反应

氟尿嘧啶和环磷酰胺是常用的抗肿瘤药，即使制成注射剂应用，也常有恶心、呕吐等胃肠道反应，若制成口服制剂，则胃肠道反应更加严重。经研究，这两种药加入中药海螵蛸、白及保护胃黏膜，制成片剂口服，患者也容易接受。

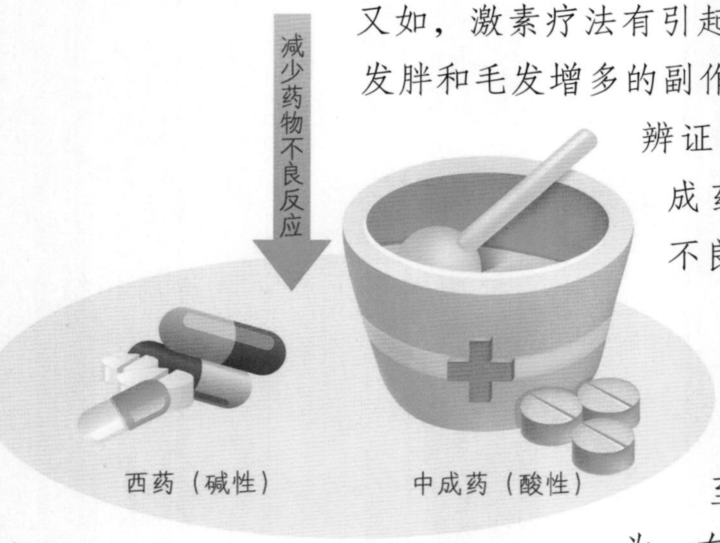

又如，激素疗法有引起脸部、上身、躯干发胖和毛发增多的副作用，可通过中医的辨证施治加服中药或中成药，可消除或减轻不良反应。

中西药合用在理论上和实践中的研究进展不大，至今为止专家们认为，在没有研究出新成果前，应持慎重态度，以免造成药害。理化性质的配伍禁忌：一是形成难溶性物质，影响吸收，降低疗效。例如含有铁、镁、钙、铅、铋等金属离子的中成药同西药四环素、土霉素等四环素族抗生素合用，则生成难溶性络合物，影响四环素族抗生素的吸收，降低了西药的疗效。含有上述金属离子的中成药很多，仅以含钙的中成药为例，就有牛黄解毒丸（片）、牛黄清胃丸、牛黄上清丸、黄连上清丸、骨折挫伤散、凉膈散、利胆排石片、六一散、益元散、乌贝散、木香槟榔丸、

左侧图中文字：

减少药物不良反应

西药（碱性）　　中成药（酸性）

槟榔四消丸、橘红丸、蛤蚧定喘丸等，不胜枚举；二是产生有毒化合物，如含有朱砂的中成药，如朱砂安神丸、六神丸、六应丸、梅花点舌丸、仁丹、七珍丸、七里散、紫雪丹、苏合香丸、冠心苏合丸等，不宜与还原性西药同服，如溴化钾、溴化钠、碘化钾、碘化钠、硫酸亚铁、亚硝酸盐等，因为同服后二者会产生溴化汞、碘化汞之类的有毒汞盐沉淀，引起赤痢样大便，导致药源性肠炎。含雄黄的中成药，如六神丸、牛黄解毒丸、安宫牛黄丸、喉症丸等，若与含硫酸盐、硝酸盐的西药，如硫酸镁、硫酸亚铁、硫酸胍生片合用，会把雄黄的成分——硫化砷氧化而增加毒性；三是酸碱中和影响疗效，如酸性中成药大山楂丸、脉安冲剂等，同碱性西药如氨茶碱、胃舒平、碳酸氢钠等合用，结果两者均因酸碱中和使疗效下降。

3.药理性的配伍禁忌

一是生物效应的拮抗，如含有大黄用于泻下的中成药清宁丸、四消丸等，若与西药新霉素、土霉素等同服，因为大黄致泻需要肠道菌参与，则因肠道细菌被抗生素抑制，影响了大黄的致泻作用。中成药六神丸、六应丸、小儿化毒散、五粒回春丹等均含有珍珠，如与黄连素（盐酸小檗碱）同服，因珍珠含

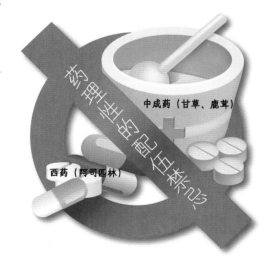

有的蛋白质及其水解后生成的多种氨基酸，同黄连具有拮抗作用，彼此影响疗效。含鹿茸的中成药鹿胎膏、鹿茸精等，如与降糖药胰岛素、优降糖、甲苯磺丁脲、降糖灵合用，由于鹿茸含糖皮质激素样物质，会使血糖上升，抵消降血糖药物的部分作用；二是酶促作用降低药效，如中成药史国公酒及其他中药药酒中含有乙醇，若与鲁米那、安乃近、胰岛素、甲苯磺丁脲、降糖灵等药同服，因乙醇是一种药酶诱导剂，能增强肝药酶的活性，使西药在体内代谢加快，半衰期缩短，从而显著地降低疗效；三是酶抑制作用增加毒副反应，如成药大活络丸、九分散、半夏露冲剂等含有麻黄，若同西药痢特灵、优降宁、苯乙肼等单胺氧化酶抑制剂合用，使单胺氧化酶的活性受到抑制，使去甲肾上腺素、多巴胺等酪胺类神经递质不被酶破坏，而贮存于神经末梢中。麻黄中的麻黄碱可促使被贮存于神经末梢中的去甲肾上腺素大量释放，严重者可导致高血压危象和脑溢血；四是生物效应引起的不良反应，如中药甘草、鹿茸，若同西药阿司匹林合用，因阿司林对胃黏膜有刺激作用，而甘草、鹿茸含有糖皮质激素样物质，可使胃酸分泌增多，又能减少胃液分泌，降低胃肠抵抗力，从而有诱发加重胃及十二指肠溃疡穿孔、出血的危险。

4. 干扰中医疾病证型，妨碍辨证施治

原属中医气虚血瘀型患者，因原发性血压高，西医给予地巴唑、维脑路通等血管扩张药治疗，服药后患者出现面部潮红、灼热症状。此时若再去看中医，很像"肝阳上亢"型，

如误按"肝阳上亢"型给药,则药不对症。

老年人在家庭用药中,一要严格按医嘱服药,改变医嘱必须经医师同意,以免滥用造成损害。二要向每个医师说清看病经过,不要多医求药。多药齐用,常易造成重复给药或药物过量,导致中毒。三要单味服药,最多不超过3种,而且其中主药只限1种。四是中成药(含中草药)不要和西药同时服用。自己尽量学习并搞清楚两药合用的原理和可能产生的后果,未搞清前还是两者不合用为好,以免造成药害,后悔莫及。

为什么混合用药时应慎之又慎?

(1)从"拜斯亭事件"谈起。拜斯亭是一种药物名称,其正名为西立伐他汀钠片。该药主要通过降低胆固醇和血脂来治疗冠心病等心血管病,是颇受中老年人欢迎的一种降脂药。据报道,该药自1997年在全球上市以来,全世界80多个国家有超过600万患者使用。美国有31名患者、西班牙有3名患者死亡,可能与拜斯亭的副作用有关。2001年8月9日,中华人民共和国国家药品监督

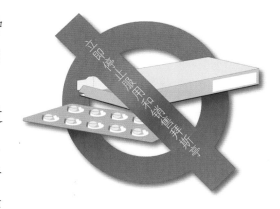

管理局发出继 2000 年 11 月 15 日后，禁售含苯丙醇胺（PPA）药品之后的第二道药品"禁售令"——立即停止服用和销售拜斯亭！

禁售的原因是，拜斯亭作为一种降血脂的他汀类药物，与吉非贝齐联合应用导致一种罕见的横纹肌溶解症。患者肌肉溶化成蛋白，排黑色尿，肾功能急性衰竭死亡。这就是拜斯亭事件造成的悲剧。拜斯亭惨剧再一次为我们敲响了警钟，药物合用后的不良反应可致死。因此，在日常生活中，药物合用要请教医师或药师，切忌自行乱配乱服。

（2）常用西药合用潜伏毒副作用。两种或两种以上药物同时服用，由于其相互作用，可引起药效降低或毒副作用增强。下面简介不能同时服用的西药：异烟肼、利福平是抗结核药，与安眠药（水合氯醛、苯巴比妥等）合用时可引起严重的毒性反应，还可引起药物性肝炎，甚至可引起肝细胞坏死。阿司匹林与其他非甾体抗炎药，虽然都是退热止痛和抗风湿的药，但合用易加重对胃肠道的副作用，使胃出血、穿孔的机会明显增加。氯霉素为抗生素，磺脲类为降血糖药，这两种药物同时服用会造成磺脲类降血糖药在血中的浓度增高，引起低血糖。

（3）中成药与西药合用"暗藏致命杀机"。随着中西医药研究的进展，中西药联合应用将会越来越多。但有关医药专家发现，有些中成药与西药混用，可能产生极大的毒害，严重者可危及生命。例如：中成药六神丸、益心丹，与西药心律平、奎尼丁合用，可使心脏骤停；中药山楂、乌梅、五味子等与磺胺类抗菌药合用，易引起尿闭或血尿；中成药冠心苏合丸与亚硝酸异戊酯同用，能生成含汞离子的有毒沉淀物，造成汞中毒。

（4）药物同种异名易造成重复用药。中老年人在进行疾病治疗时常会出现重复用药问题，这是由于对药品，名称认识不足、不准确造成的。每个药品，一般至少有两个名称，一个是国家药典委员会规定的通用名，另一个是它的化学名。如阿司匹林为通用名，乙酰水杨酸为其化学名，其实这都是一种药。此外，同一药品不同生产厂家、不同剂型又可能有不同的商品名，如扑热息痛的通用名为乙酰氨基酚，化学名为 N–乙酰基 –P– 氨基酚，扑热息痛只是它的别名，其商品名

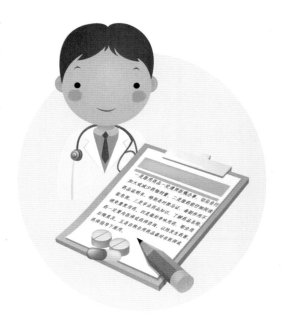

在国内至少有十几个，比较知名的有必理通、百服宁、泰诺林、斯耐普、安佳热、静迪等。作者新近曾参加编写了一部《世界药名大全》，有的药物多达 120 多个名字。然而，大多数消费者对化学名、通用名看不懂，记不住，搞不清，只知道药品的商品名，如记住异搏定片，却不知盐酸维拉帕米片就是异搏定片。特别是不同的商品名繁多，常误认为是不同的药品。因此，生病时，有可能同时服用两种不同品牌的

同一种药物。有时找多个医师看病，开的药物名称不一，其实都是一种药，患者又搞不清楚，结果同一种药物加倍服用，必然造成人体的损害，导致中毒发生。

（5）家庭用药的五项原则。由于上述原因，专家提出用药（特别是老年人用药）应当遵循下述原则：一是服用药品一定遵照医嘱办事，切忌自行加大或减少药物剂量；二是服药前仔细阅读药品说明书，特别是对禁忌证、毒副作用不能忽视；三是学点药学知识，了解药品名称，避免重复用药；四是最好单味用药，联合用药一定要向医师或药师咨询，以防发生药害，后悔莫及；五是自购自用药品最好在医师或药师指导下服用。

如何选用非处方药？

（1）非处方药是指不需要凭执业医师或执业助理医师的处方，即可自行判断、购买和使用的药品。日本称其为"大众药"，美国叫"柜台销售药"，简称为OTCDrug。为了方便，将OTCDrug略称或代称为OTC现已成为国际上通用的非处方药的简称。所以，当你在报纸、杂志、书籍上见到OTC字样，即指非处方药之意。

世界上第一个创建药品分类管理制度的是美国，1937年秋，磺胺药问世不久，美国田纳西州某药厂用工业用二甘醇代替乙醇和糖生产出一种"磺胺酏"，广泛宣传，公开出售，当年即有 358 人中毒，107 人死亡，尸检主要表现为肾脏严重中毒损害。这事件成为 20 世纪世界上十大药害之一，使美国更加重视药物的安全性和有效性，开始通过建立法定标准划分处方

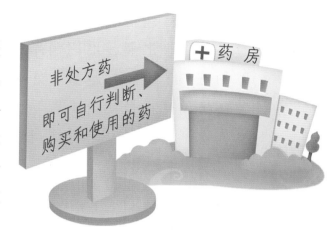

非处方药
即可自行判断、购买和使用的药

药房

药和非处方药。此后，世界上大多数发达国家，如巴西、波兰、新加坡、韩国等均已普遍采用了药品分类管理法。我国香港、台湾地区也采纳了这一制度。

（2）掌握实施非处方药涉及的病证。我国非处方药有 2058 个品种，是经国内知名医药专家严格遴选，经国务院有关部门审批，充分体现了"安全有效、慎重从严、结合国情、中西药并重"的指导思想和"应用安全、疗效确切、质量稳定、使用方便"的原则，可以放心地选用。

①西药非处方药涉及的病证。西药非处方药分类是参照《国家基本药物目录》，根据非处方药遴选原则与特点划分为呼吸系统、神经系统、消化系统、五官科、皮肤科、妇产科和维生素与无机盐类药七大系统。

Ⅰ神经科：疼痛（头痛、偏头痛、肌肉痛、关节痛）、呃逆、眩晕、睡眠障碍、营养性神经系统疾病（维生素 B_1 缺乏、维生素 B_6 缺乏、维生素 B_{12} 缺乏、多发性神经炎、神经根炎）。

Ⅱ呼吸科：感冒、咳嗽、咳痰、支气管哮喘。

Ⅲ消化科：消化不良、恶心与呕吐、胃炎、腹泻、便秘、胃酸过多、痔、肛裂、肛门痛痒、慢性肝炎。

Ⅳ妇产科：痛经、避孕、妊娠呕吐及细菌性阴道炎、真菌性阴道炎、滴虫性阴道炎。

Ⅴ五官科：咽炎、扁桃体炎、过敏性鼻炎、角膜炎、过敏性结膜炎及沙眼。

Ⅵ皮肤科：荨麻疹、日光性皮炎、过敏性皮肤病（皮炎、湿疹、皮肤瘙痒症、虫咬皮炎、细菌感染（疱疹症、毛囊炎、甲沟炎、疖）、皮肤真菌病（体股癣、手足癣、头癣）、皮肤病毒感染（单纯疱疹、带状疱疹、疣）、毛发、皮脂腺疾病（痤疮、酒糟鼻、脱皮、脂溢性皮炎）、汗腺疾病（痱子、多汗症）。

②中成药非处方药涉及的病证。中成药非处方药遴选的病证归属为内科、外科、妇科、儿科、五官科、骨伤科和皮肤科七个科。

Ⅰ内科：感冒、中暑、实火证、咳喘、中风后遗症、眩晕、头痛、气郁、食滞、胃疼、便秘、腹泻、腹胀、虚证、失眠。

Ⅱ外科：烫伤、冻伤、虫蜇、疖、甲沟炎、痔、肛裂、肛瘘。

Ⅲ骨伤科：急性软组织挫伤、慢性软组织损伤、胸肋伤、肩痛、腰腿痛、骨性关节病（骨质增生疾病）。

Ⅳ妇科：月经不调、痛经、更年期综合征、缺乳。

Ⅴ儿科：小儿感冒、小儿咳嗽、厌食、小儿腹泻、痱子、夜啼。

Ⅵ皮肤科：脚湿气、冻疮、裂疮、酒糟鼻、瘙痒、粉刺、荨麻疹、湿疹。

Ⅶ五官科：迎风流泪、视力疲劳、耳鸣、鼻塞流涕、声音嘶哑、咽喉痛、口疮、牙龈肿痛。

上述疾病或病证，都可用非处方药治疗。

（3）熟悉非处方药具备的特征。由于非处方药可以不经医师开处方，就能直接从药房或药店等处购买，而一般老年人又不具备医学专业的疾病诊断和药学专业的用药知识，老年人只能根据对疾病的自我认识使用。因此，非处方药的安全性、有效性与通俗明了的药物标签，就显得格外重要。具体地说，作为非处方药，必须具备如下特点。

①使用安全。非处方药是被知名专家、教授根据现有资料和长期临床实践经验证实是安全性大的药物，用于老年人能自我诊断的病证。非处方药无潜在的毒性，不易引起体内蓄积和中毒，不含有成瘾成分。使用非处方药，不易引起机体对药物的依赖性。使用非处方药一般不会有致畸、致癌、致突变的"三致作用"，不会诱发耐药性或抗药性。依照非处方药标签使用时，在规定的正常用法、正常剂量范围内不产生药物不良反应，或者虽有

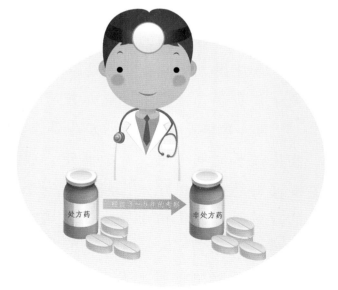

一般的副作用，但用药者可自行觉察、可耐受，而且这种不良反应或副作用为一过性的，停药后可迅速消退。使用非处方药不会掩盖其他疾病。使用非处方药前后，不需要做特殊检查。

②疗效确切。非处方药作用针对性强，适应证明确，容易为老年人所掌握。能减轻小毛病的初始症状或防止恶化，对已经确诊的慢性疾病，能减轻症状，或减缓病情发展。使用非处方药物治疗期间，不需要经常调整剂量，更不需要做特殊监测。连续多次应用不会引起疗效降低，即机体对药物一般不产生耐药性。

③质量稳定。非处方药物理化学性质稳定，包装符合要求，在一般条件下，贮存较长时间也不会变质。

④标签说明，通俗易懂。由于非处方药直接面向人民大众，由消费者自行选择使用，因而非处方药的标签或药品说明书均按照国家统一规定的项目详细具体说明，以达到科学、简明、消费者易懂的要求。

⑤使用方便。非处方药以口服、外用、吸入等剂型为主，便于消费者自行应用，非处方药的剂量简单明了。

（4）非处方药与处方药哪个好。非处方药均来自经过临床较长时间考察、疗效肯定、服用方便、安全性比处方药要高的药品，但疗效比较不是一个简单的问题。一些处方药的疗效很好，但由于安全性问题或使用不方便等原因，不能作为非处方药；一些新上市的药品，虽然疗效很好，但尚缺乏较长时间的考察，安全性未定，也不能作为非处方药。一般来说，上市的处方药需要经过 3~5 年的考察，才能转为非处方药。

怎样购买非处方药？

（1）弄清自己的病症。选购药品前，一定要弄清自己患的是什么疾病，身体状况如何，这样才能对症用药，达到治疗目的。如果对自己的病情和身体条件还不清楚，最好先请医师确诊后再用药。

（2）注意购药咨询。选购药品，一定要咨询柜台执业药师或柜台营业员。要多看一些指导家庭用药和家庭顾问方面的科普读物，有助于老年人对药品的认识，提高自我用药意识。咨询的内容包括适合治疗自己疾病的药品有哪些，选择哪种药品比较适合，这种药品的疗效、

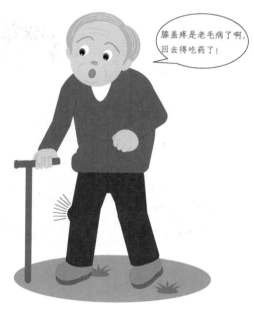

副作用、价格是怎样的，服药后应注意些什么。

（3）按疗程购药。病证和体征不同，用药品种和疗程也不一样。按疗程购药，既能达到购药目的，又可避免浪费。如感冒患者，应当使用抗感冒药，用药 3~5 天。对这类病的

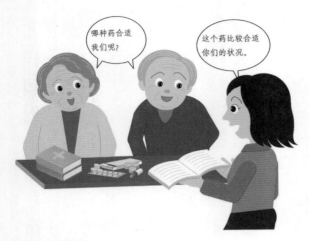

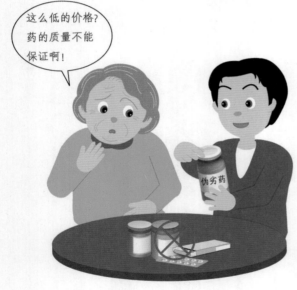

患者，购买量不宜太大。消化系统用药，如制酸药、胃黏膜保护药、助消化药等，因用药疗程稍长，购买量可适当多些。久病刚愈或体质虚弱的患者，主要用食补，辅以药补，以促进康复。使用维生素和无机盐类补充剂的时间可达1~3个月，购药量可适当多一些。用此类补充剂，也要和治病一样，对症购买，缺什么补什么，不缺不补。

（4）仔细看清药品批准文号及生产批号。药品批准文号是国家药品监督管理局授予生产和销售的具有法律意义的序号，是药物生产、销售不可缺少的标志。市场上能够销售的只有"国药准字"标注的才是正规药品。

生产批号是指由同一组方和质量，在同一连续生产周期中生产药品的序号，生产日期是指药品生产的具体时间，使用期限是指能够保证药品质量和功效，可安全使用的时

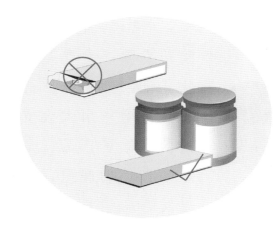

间范围。

（5）注意检查药品外包装物是否牢固、安全。外包装有防伪（条形码、荧光图形）和防拆（防拆线、贴封）标志，如果防拆线标志有动过迹象，对药品质量不好确认，则不宜购买。注册商标、批准文号、生产批号都是药品必不可缺的标志。

（6）注意选择药品的品牌。品牌包括商标和专用名称，信誉高的称为名牌。不同厂家生产的同一种名称的成药，其质量和功效可能不尽相同，治疗效果也会有差别。因此，选药时应注意购买知名的或曾经用过而疗效好的品牌。

同一种成药，哪个品牌比较好呢？

这个品牌的药疗效好！

（7）选购安全有效、使用方便的药品。要坚持把选购安全有效、使用方便的药品作为选购药品的重要原则。只重视安全有效，不顾药品价格，过分强调药品的低价格，购买一些伪劣或不适合自己的药品；治病心切，片面追求疗效，不顾药品的不良反应造成对人体的危害等，都是不可取的。

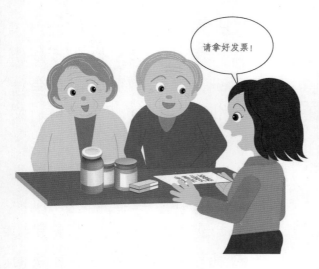

（8）一定要索取购药发票。发票是购物凭证，如果购回的药品毒副作用太大或系伪劣假冒产品，危害了自己的健康，可凭发票向销售者讨个公道。

怎样正确使用非处方药？

（1）俗语说"是药三分毒""世界上没有无毒的药品"。非处方药虽然经过专家严格遴选，但其仍然是药品，在使用时同样要十分慎重。

①充实提高自我的知识，这是自我保健的基础。可参加老年大学保健班，购置医学书籍、杂志、报刊，不断提高自己的医学、药学知识水平。

②自我判断疾病症状。首先

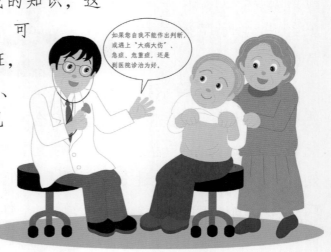

必须明白，不是所有疾病、所有症状都可以"自我诊断、自我买药"的。非处方药仅仅适用于一些或一类轻微疾病或症状，即所谓"小病小伤"，根据自己已有的经验和医学知识加以判断。须知判断不准，即盲目购药，有害无益。如果自我不能作出判断，或遇上"大病大伤"、急症、危重症，还是到医院诊治为好。

③正确选用药品。选用药品至关重要，自己如果不懂，最好查看书本有关药品适应证的介绍，或者到药店去询问执业药师或售货员，挑选对症、适用药品。须知非处方药来源于处方药，虽然安全有效，但必须药物对症。所有药物，包括非处方药都有或多或少的副作用，随便滥服，会造成药害。

④查看外包装和药品说明书。药品外包装（最小包装单位）应注明药品名称、成分、适应证、用法、用量、生产厂家、非处方药专有标识等，绝不能购买无批准（注册）文号、无注册商标、无生产厂家的"三无"产品。不买包装破损或封口已被开封过的药品。药品说明书是用药者最重要、最具权威的信息来源，一般内容包括药品名称、药物组成、药理作用、适应证（中药为功能与主治）、禁忌证、用法用量、注意事项、不良反应、药物相互作用、贮藏条件、有效期、规格、包装、批号或生产日期、生产厂家名称、地址、邮政编码等。

⑤准确服用。严格按照说明书的要求，结合自己的性别、年龄、体重、疾病轻重、精神状态，掌握用法、用量、次数、疗程。其中有两条特别重要，一是药物剂量，用量过小达不到治疗目的；用量过大增加毒副反应，乃至中毒。所以要从

小到大，逐渐达到最高允许量。密切观察，以免产生毒副作用。二是牢记禁忌证，患者若有说明书上或书本上所列的禁忌证，或者有慎用、忌用、禁用的情况，决不可贸然用药，应请医师诊治，接受医师用药指导。

⑥避免联合用药。有的老年人治病心切，误认为药量越大、品种越多，疾病好得越快，这是很危险的。老年人服药不能过多、过量。药量越大，服药种类越多，危险性越大，严重者可导致生命危险。老年人服药应当是成年人的1/4~1/3，最多不得超过最大允许量；最好单一品种服药，联合用药须经医师批准，最多不超过3种为宜。

⑦密切观察用药后病情。服药后要密切观察病情变化，通常在使用非处方药进行自我治疗3天，如果症状仍未见缓解或减轻，应及时去医院诊治，以免加重病情。如果用药后非但未见好转，反而症状很快加重或出现新的症状，应考虑有无药物中毒的可能，应立即停药，到医院诊治。

⑧妥善保管好药品。有的老年人自认为"久病成良医"，对吃药"不限量"甚至想以"药量取胜"，趁家人不在时，"自找药吃"，这是很危险的。个别老年人长年疾病缠身，产生轻生念头，想用药物结束自己的生命。所以，家庭用药一定

要保管好，勿使老年人滥服药物，造成药害。

（2）使用非处方药不合理的表现主要有以下几个方面。

①药不对症。非处方药是老年人自我感受（或经验）、自我诊断是何种病证后自行选购的药品。由于老年人把握对症下药的尺度、文化教育的水平、医疗保健知识的高低、药品知识掌握程度的不同，以及病人心理状况、病痛心理承受能力的不同，诊断错误、药不对症的情况并非罕见。例如，稍有鼻塞、流涕的感冒症状出现，便使用抗生素治疗的现象十分普遍。其实抗生素对病毒引起的感冒毫无作用，只有细菌性感染才有效。

②用法用量不正确。老年患者自行用药难免带有随意性，不严格按照药品说明书指示用药。药品说明书是药厂的承诺或处方，离开药品说明书用药，药厂、药店是不承担任何责任的。有的老年人根本不看外包装、药品说明书、药品标签，买回药便随意服用，往往造成药害。例如，口服抗酸剂氢氧化铝、镁凝胶，治疗消化道溃疡，有的抗酸剂口感不佳，胃

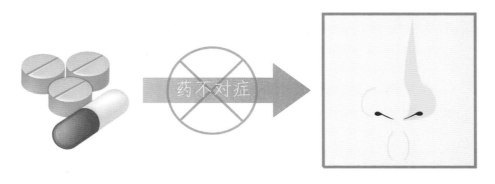

抗生素　　　　　　　　　　　病毒感冒

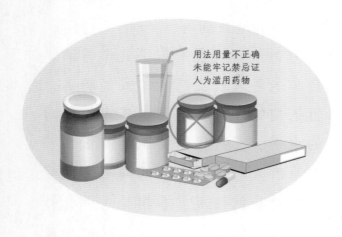

用法用量不正确
未能牢记禁忌证
人为滥用药物

部烧灼痛的胃溃疡病人便自我减量，服用不到一半便不再服用了，这就大大降低了治疗效果。又如，服用补铁剂预防或治疗缺铁性贫血，治疗因缺铁引起的组织缺氧、免疫功能损害，必须服用至少6个月方见成效。但因口服铁剂常见的不良反应有恶心、呕吐、腹痛、便秘、腹泻等消化道症状，致使老年人不能耐受而停药。其实如在进食时服用铁剂，便可减轻恶心、呕吐和腹痛症状，铁制剂是不应当在饭前服用的。

③未能牢记禁忌证。慎用、忌用、禁用都是老年人自我用药的禁忌，因为老年人药物知识有限，慎用也最好不用。有些不良反应与常规药理作用、常规服药剂量无关，而是与个体差异关系很大。例如，解热镇痛药布洛芬、双氯芬酸、阿司匹林、吲哚美辛（消炎痛）、对乙酰氨基酚（扑热息痛），对一般人服用十分安全有效，但对具有过敏体质的老年人，则可引起变态反应（即过敏反应）。甚至抗过敏药、抗酸药、驱虫药、感冒用药、无机盐、皮肤用药，虽然是非处方药，也存在上述情况。中成药中的桑菊感冒片、银翘解毒片、藿香正气水、脑立清丸、风湿痛药酒、伤湿止痛膏，均可引起变态反应。所以一定要牢记药物的禁忌证。

④人为滥用药物。为了治病需要，有些非处方药配方中允许含有微量的精神兴奋或抑制药，最典型的例子当属止咳剂。例如，菲迪克、佩夫人止咳露、美可糖浆含有氢溴酸右美沙芬和微量的磷酸可待因（甲基吗啡），复方甘草合剂含有微量的阿片酊，神奇止咳冲剂主要成分是罂粟壳、枇杷叶、桔梗等。此类止咳药都是水剂，服用时难以准确把握剂量，用量多少随意性很大。而且每瓶药水中所含麻醉药物总量已超过100毫克，如果长期、大量、连续服用，便会产生药物的依赖性或成瘾性，用药时间越长，危害越大。此类药物服用后使人产生舒服、轻松的欣快感。开始时产生渴望喝的感觉，此后便产生非服不可的强迫感，陷入不能自拔的成瘾境地。

（3）非处方药不合理使用出现的危害怎么办？

①如果不合理使用非处方药，可掩盖其他疾病或加重病情，例如抗组胺药会引起镇静、瞌睡。当合并使用镇静助眠药、安定药、酒精或其他中枢神经系统抑制药时，作用更加明显。有的可造成药源性疾病，例如，许多退热、抗感冒药都含有对乙酰氨基酚（扑热息痛），该药剂量过大可损害肝脏，严重者可引起肝昏迷死亡。所以，老年人肝肾功能不全者应慎用。一些非处方药药费是自己支付的，不合理用药，结果病未治愈，损失钱财，增添痛苦。让病人加重经济负担是一回事，增加药源性疾病，损失更为严重。导致药物依赖性。药物依赖性包括精神依赖性和生理依赖性。除了如前所述者外，某些国家有人将苯丙醇胺（PPA）作为可卡因或苯丙胺代用品。

此类精神药品的滥用，后果十分严重，只要服 2~3 倍的治疗量，就可产生严重的高血压、癫痫和颅内出血，严重时致人死亡。所以，2000 年 11 月国家食品药品监督管理局发出紧急通知，立即停止使用和禁止销售含有苯丙醇胺成分的药品制剂，并下令撤销所有含此种成分药品的生产文号。

②非处方药合理使用的对策，一是学习普及用药、自我保健知识。老年退休后时间有余，通过学习，不断增加保健知识，这叫"健康投资"，十分重要。二是严格按照非处方药标识物内容办事，不得随意扩大适应证、增加服药剂量和次数，尽可能地避免长期服药，做到病愈药止。特别是具有过敏体质的老年人以及某些特殊疾病（阿尔茨海默病、癌症等）患者，应给予特殊关照。三是密切观察服药后的表现。有些老年人出现思维迟钝、感觉模糊的情况较早，而其子女误认为父母已过花甲，身体状况不会有什么大问题而忽视。应密切观察服药后的表现，包括起居、饮食、症状、行为、精神状况，从细节中观察老年人的异常变化，以便早期发现疾病异常或药物不良反应，尽早采取措施。四是尽量做到单一用药。老年人常常患有多种慢性病，常将药物一把一把地往嘴里送。但有些药物合用，会降低药

物疗效。例如，消化不良、腹泻，抗菌药物和乳酶生不可合用。因为乳酶生的治疗作用是靠乳酸杆菌发挥作用的，抗菌药物能杀死活的乳酸杆菌，因此就失去了药效。所以，老年人用药还是以单一品种为好。

怎样选用非处方中成药？

（1）如何选用中成药。中成药是指按中药处方制成的一定剂型的可以上市出售的药品。中成药使用简便、疗效可靠、副作用小，非常便于老年人对症选购使用，因此受到广大老年患者欢迎。那么，应如何选用中成药呢？

①对症选药，对疾病作出正确判断。中医讲究辨证施治、对症下药，如药不对症，则难以治愈。要学点中药的通俗知识，否则难以选好中成药。例如，普通感冒，中医将其分为风寒、风热、暑湿等型，使用中成药则因型而异，如果千篇一律用感冒冲剂、板蓝根冲剂，不能都见效，原因就是未对证用药。

②剂型选择。除了个人习惯外，主要考虑疾病因素，例如糖尿病病人应禁忌蜜丸、糖浆

及含糖口服液。

③不以药名选药。例如导赤丸（蜜丸），单从字眼上看，好似治疗下痢带血的病证，其实它是清热泻火、利尿通便的药，用于口舌生疮、咽喉疼痛、心胸烦热、小便短赤、大便秘结，与痢疾毫无相干。

④防止中成药毒副作用。中成药比西药略为安全，这是毋庸置疑的。但中成药同样也存有毒副作用。例如，在国家公布的第一批非处方西药中，就有40多种药物可致变态反应，而中成药致变态反应的数量虽比西药少得多，但并非罕见。桑菊感冒片、藿香正气水、

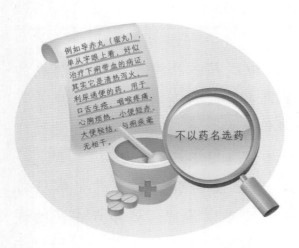

脑立清丸、风湿痛药酒、十滴水等，都曾有引起变态反应的报道。

（2）用药忌口有讲究。中医治病讲忌口，忌口有两种含义：一是食物与疾病的关系；二是食物与药物的关系。

服药忌口主要指的是忌发物，发物按其性能可分6类。

发热之物，如韭、姜、花椒、胡椒、羊肉、狗肉等；发风之物，如虾、蟹、香蕈、鹅、海鲜、春芽等；发湿之物，如饴糖、糯米、猪肉等；发冷积之物，如西瓜、雪梨、香蕉等；发动血之物，如辣椒、慈茹、胡椒等；发滞血之物，如羊肉、

莲子、芡实等。

中医讲究"辨证论治"，忌口也要"辨证论忌"。例如，寒证，症见体质虚寒，大便溏薄，胃痛喜热，四肢发冷者，应忌食寒冷生凉食物，如西瓜、香蕉、雪梨等；热证，症见面目赤红、发热、痔疮下血、失眠心烦者，应忌食生姜、大蒜、油炸食品等；急性肝炎患者舌苔黄厚而腻、胸腹胀满、纳差不食、小便黄赤，这是湿热重症之象，应忌吃油腻食物和辛辣的食物及滋补燥热之品；肚腹胀气的患者应忌食豆类、山芋、土豆、糖类等；高脂血症、高血压病、冠心病患者应忌肥肉、奶油、动物内脏、鱼卵、骨髓等；疮痈、疔疖患者多因火热之毒所致，肥甘辛辣之品均在禁忌之列。按照民间经验，羊肉、猪头肉、猪肺、鹅是公认的发物。其中羊肉性大热，感冒寒热往来者，或素体多火，或热病初复，均不宜吃，否则将使旧病复发。凡皮肤病、过敏性疾病、热病等，忌食鹅肉。因"鹅，气味俱厚，动风，发疮"（《本草纲目》）。猪蹄有发乳、托疮之效，但疮疡初起者忌食。感冒初期，正在服用解表散寒中药，应忌生冷、油腻食物；感冒恢复期，热已退，切忌暴饮暴食，更忌油腻厚味，否则可使病

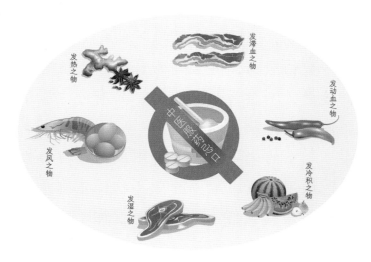

情反复，迁延不愈。

服用中药期间的食物宜与忌。滋补药品，如人参、鹿茸、党参、白术、山药、黄芪、地黄、首乌等忌萝卜和碱性食物，黄连、甘草忌肉类，丹参、茯苓忌食醋。薄荷忌鳖肉，常山忌生葱，鳖甲忌苋菜，蜂蜜忌葱蒜，荆芥忌鱼蟹，天门冬忌鲤鱼，白术忌桃和李，地龙忌豆腐。清内热的中药忌葱蒜、胡椒、羊肉、狗肉等热性食物。风寒感冒、湿温病证忌油腻酸湿食物。痰湿阻滞、泄泻、腹痛忌生冷瓜果类。疮疖痈肿等热毒证忌鱼虾贝类、腥膻之品。热重的病证忌油炸、干炒、香燥食物。治胃病药用米汤送服，通便药用蜜水送服好。

（3）如何服用中成药？病在胸膈以上者宜饭后服；病在胸膈以下者宜饭前服；病在四肢血脉者宜清晨服；病在骨髓者宜在晚饭后或临睡前服；调养滋补药宜在饭前服；慢性病可 1 剂分两日服或隔日 1 剂服。病在上部宜少量多次服；病在下部宜多量 1 次服；咽喉病宜缓慢频含咽。主要根据病情需要，遵照药品说明书服用。久病服药已多，或气虚病人，多数怕服药，甚至闻到药味，厌烦恶心。此时 1 剂顿服不能接受，剂量过小又无效，只有分次服用，既便于吸收，又能使药效持续。

有的老年人不了解中成药也有毒性，擅作主张，轻易更改服用剂量，轻则疗效不佳，重则危及生命。例如，云南白药对跌打损伤、咯血和功能性子宫出血均有良好的止血、止痛效果，但若服药过量，则会引起中毒。其中毒反应症状有头晕、眼花、站立不稳、恶心、呕吐、舌及全身发麻、躁动不安等。六神丸对咽喉肿痛、乳娥、疔疮痈疖等有较好疗效，有人误认为，六神丸每粒像苋菜籽一样大，多吃几粒无妨。或治病心切，不按常规剂量服用，结果引起中毒。六神丸含有一种叫蟾酥的物质，是动物蟾蜍（即癞蛤蟆）表皮腺体和耳后腺分泌的一种白色浆液，是中药，药味辛、甘，性温，入心经，有大毒。研究认为，它有损伤心脏的副作用，切勿超量服用，以免导致生命危险。

（4）服用中药有时间要求吗？

①宜在饭前服用的中药：补益药，如生脉饮、人参系列药品，饭前服利于吸收。化痰止咳平喘药，如半夏、天南星、贝母、白芥子、白附子等温化寒痰药，胖大海、桔梗、前胡、瓜蒌、竹茹等清化热痰药，杏仁、苏子、百部、桑白皮等止咳平喘药，均宜在饭前服，祛痰镇咳明显。驱虫药，如槟榔、乌梅、苦楝皮，宜在清晨或睡前空腹服用，以利药物迅速入肠，利于驱虫。制酸药饭前服，以减少胃酸分泌。

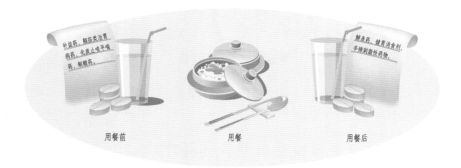

用餐前　　　　　用餐　　　　　用餐后

②宜在饭后服用的中药：解表药，如麻黄、桂枝、荆芥、羌活等辛温解表药；薄荷、牛蒡子、桑叶、菊花、柴胡、葛根、

升麻、淡豆豉等辛凉解表药，主治伤风、感冒，最好在中午饭后服。中医认为："午前为阳当发汗，午后为阴不当发汗。"午前服发汗药，有利于解表。健胃消食剂，如保和丸、藿香正气丸、香砂养胃丸、健脾丸等，宜在饭后片刻（约15分钟）服用，使其充分与食物接触，达到消食化积、宽中消胀的目的。辛辣刺激性药物，宜在饭后服用，可防止对胃黏膜的刺激，使其缓慢吸收。

③宜在睡前服用的中药：安神药，如远志丸等，应在睡前1小时服用，有利于入睡。润肠药，如麻仁丸、便乃通、郁李仁、蜂蜜等，睡前服有利于消除胃肠积滞。补阴药宜在晚上服用。

④必要时服用的中药：治疗疟疾，如青蒿素，应在发作前2~3小时服用，以发挥截疟功效。治疗急性病及危重症，如冠心苏和丸治疗心绞痛发作时，宜即时顿服，以利缓解症状。治疗咽喉痰疾的药物，如健民咽喉片、桂林西瓜霜等，可多次频

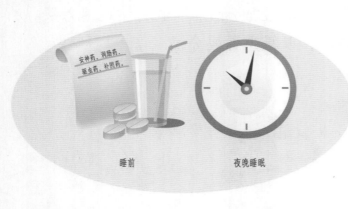

睡前　　　　夜晚睡眠

繁含化，以延长局部作用时间，提高疗效。通便药空腹给予。止泻药及时给予，泻止停服。

⑤宜定时服用的中药：治疗慢性病的中成药，如各种膏、丸、散、片、丹、露、药酒、冲剂，必须固定时间服用，使

体内保持相对稳定的药效浓度。药酒进餐时服，至于喝多少，可依个人感到有效为度，且勿过量或醉酒，以免伤害身体，得不偿失。

老年人怎样选用处方药?

什么叫处方药？处方药系指必须凭医师（执业医师或者执业助理医师）处方才能调配、购买，在医药专业人员监督或指导下使用的药品。处方药大都属于如下情况：①刚上市的新药，对其活性及副作用还要进一步观察。②可产生依赖性的某些药物，例如，吗啡类镇痛药及某些催眠安定类药物。③药物本身毒性较大，例如化疗用的抗癌药物等。④某些疾病必须由医师和实验室进行确诊，使用药物须医师处方，并在医师指导下使用，例如心血管疾病药物等。

《处方药与非处方药流通管理暂行规定》指出，进入药品流通领域的处方药，其相应的警示语应由生产企业醒目地印刷在药品包装或使用说

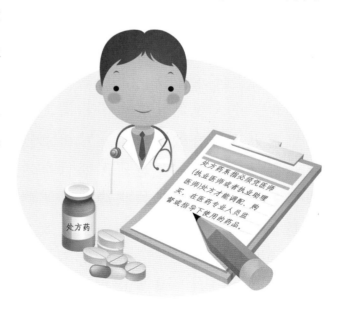

明书上，具体内容有处方药凭医师处方销售、购买和使用，无"OTC"标识。

《处方药与非处方药分类管理办法》规定："处方药只准在专业性医药报刊进行广告宣传，非处方药经审批可以在大众传播媒介进行广告宣传。"其目的是"有效地加强对处方药品监督管理"，防止对消费者可能产生的误导，或不能正确理解而错误使用，甚至滥用而危及健康。所以，处方药必须在医师指导下使用，必须从严管理。

怎样遵照医嘱用药？

医嘱就是医师的嘱咐，包括书面和口头嘱咐两种，医师根据病情开出的处方，是医嘱的一个重要部分。处方药必须按照医师处方上或口头上交代的剂量、用法、注意事项执行，不得自行其事，随意加大剂量或改变用药时间、用药方法，否则医师是不承担任何责任的。许多疾病特别是疑难杂症千变万化，个人机体状况各不相同，用药也十分微妙，同一种药甲病人应用有效，乙病人可能无效或效用不明显，甚至出现毒副反应。即便是遵照医嘱行事，当用药后出现任何反应时，都应该向医师尽快报告，以便调整处方用药或调整用药剂量、时间和方法，达到安全有效的目的。有的人看病不如实地向医师报告病情，或知情不报，使医师不能正确作出判断，致药不对症，结果自找苦吃，害了自己。所以，病人与医师合作，如实地反映自身病情，耐心听取医师意见，遵照医嘱执行，方能使疾病得到有效的治疗。我们在药品包装、说明书标签上，常可见到"遵医嘱"的字样。这是因为这些药品除了常规用法外，还有一些特殊用法，这种特殊用法，必须遵照医嘱办事。比如，硝苯地平（心痛定）用于降血压，常规用法是每日3次，每次1片或2片。当医师给您开处方后（这是书面医嘱）会嘱咐您，血压如果突然升高时，可取硝苯地平（心痛定）一片嚼碎，含于舌下，具有快速降压作用（这是口头医嘱）。有的药物作用的性质与剂量的大小有关，用量不一样，作用和用途也不相同。例如，阿司匹林既是解热镇痛药（非处方药），又是抗风湿、预防血栓形成的抗凝药（处方药），后者必须遵照医嘱行事。其用于解痛药时，成人每次300~600毫克，用于抗风湿病的剂量加大到每次600毫克，而用于预防血栓形成时每次50~100毫克。应用的时间也不相同，用于解热镇痛最多3天，3天无效，速找医师。而用于抗风湿、预防血栓形成时，往往需要医师做全面身体检查后长期服用，并定期检查有无不良反应发生。这是由于每个人的体质、病情、年龄大小、对药物敏感程度不同，用药时必须遵循个体化原则，由医师随时作出调整。除了解热

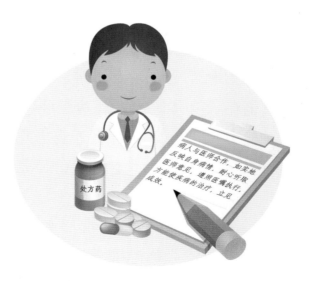

镇痛药外，抗生素类药、降糖类、降血压类等药物，都有一些特殊用法，需要遵照医嘱服用。尤其是老年人用药，切不可盲目地自作主张，以免酿成不良后果。

医嘱是指有处方权的医师的嘱咐，也就是医师对患者疾病指导性意见，包括诊断、治疗、康复、保健、预防诸方面的指导。医嘱通常是指医师的直接嘱咐与劝告，也可通过间接形式获取医师的指导。阅读医学书籍、杂志，可获取医师间接指导常识。

药物慎用、忌用、禁用有什么区别？

当我们拿到药物时，包装盒上、说明书上、标签上可能见到慎用、忌用、禁用字眼，尤其是说明书上记载项目较全，用药前一定要仔细看明白。

（1）慎用，是指用药时要小心谨慎，注意观察，如果出现不良反应应当立即停药。通常需要慎用的都是指老年人、孕妇和儿童，以及心脏、肝脏、肾脏功能不好的患者。因为老年人身体衰老，疾病缠绕，体内的药物代谢（解毒、排毒）能力减退，某些药物可能出现不良反应，故不要轻易使用。但慎用不等于不能使用，而是说如果要使用，应提高警惕，密切观察。

（2）忌用，是指应避免使用或最好不用的意思。某些患者，特别是老年多病者服用此类药物，可能会带来明显的不良反应和不良后果。当然，由于个体差异，不能一概而论。正如中国科学院院士裘法祖教授所说的，三个人在河里游泳，此时下起了大雨，一个人安然无恙，一个人得了感冒，还有一个人却得了肺炎。疾病和人的体质一样，各不相同。例如抗结核病药雷米封，对肝细胞有损伤作用，无肝功能不良者，可以使用，肝功能不良的病人应当忌用。但有的忌用药品又可能是病情急需的，此时应当寻找作用类似而不良反应小

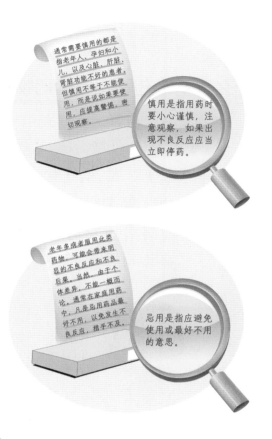

通常需要慎用的都是指老年人、孕妇和小儿，以及心脏、肝脏、肾脏功能不好的患者。但慎用不等于不能使用，而是说如果要使用，应提高警惕，密切观察。

慎用是指用药时要小心谨慎，注意观察，如果出现不良反应应当立即停药。

老年多病者服用此类药物，可能会带来明显的不良反应和不良后果。当然，由于个体差异，不能一概而论。通常在家庭用药中，凡是忌用药品最好不用，以免发生不良反应，措手不及。

忌用是指应避免使用或最好不用的意思。

的药品代替，尽量做到安全有效。通常在家庭用药中，凡是忌用药品最好不用，以免发生不良反应，措手不及。

（3）禁用，是指绝对禁止使用的药物，没有任何选择余地。此类药物一旦误服，就会出现严重的不良反应或中毒。例如阿司匹林，胃或十二指肠溃疡病人禁用，否则就有可能造成大出血或胃穿孔的可能。有些药，对特异体质、有变态反应史或哮喘的病人禁用，否则有可能造成变态反应或哮喘大发作，甚至造成过敏性休克死亡。有些药是血友病病人或血小板减少症病人禁用的，否则可能导致严重的不良后果。

什么是基本药物和假劣药物？

（1）基本药物。基本药物是指疗效确切、毒副反应小（安全可靠）、临床必需、价格合理、使用方便的药品。制定基本药物政策是世界卫生组织（WHO）1975年提出来的，目的是使因病用药物的广大群众能够在治疗常见病用药供应方面，得到确切可靠的保证。我国原卫生部和原国家医药管理总局，于1981年8月颁布了《国家基本药物目录》（西药部分）。它以原料药为主，共278个品种，分为28类。1992年初，原卫生部组织成立了由财政部、原卫生部、总后勤部卫生部、原国家医药管理局、原国家中医药管理局有关领导和专家组成的国家基本药物领导小组，经过几年的努力，已全部完成26类共2441个品种的药品审定，其中中成药1699种，西药742种，包括内服、注射、外用等各科用药。

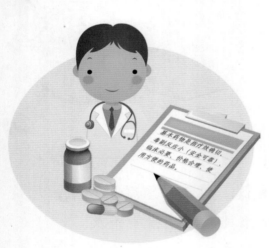

（2）假药的含义。《国家药品管理法》规定，凡有下列情形之一者为假药：药品所含成分的名称与国家药品标准或者省、自治区、直辖市药品标准规格不符合的；以非药品

冒充药品或者以他种药品冒充此种药品的。有下列情形之一的药品按假药处理：国务院卫生行政部门规定禁止使用的；未取得批准文号生产的；变质不能药用的；被污染不能药用的。

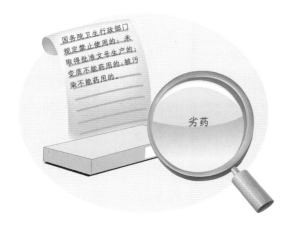

（3）劣药的含义。《国家药品管理法》规定，有下列情形之一的药品为劣药：药品成分的含量与国家药品标准或者省、自治区、直辖市药品标准规定不符合的；超过有效期的；其他不符合药品标准规定的。了解什么是假药、劣药的内容后，有利于购买处方药或非处方药时加以识别，以免上当受骗。

进口药一定比国产药好吗?

到底是进口药好还是国产药好？新药好还是老药好？近年来，进口药品在我国医疗市场上的覆盖面越来越广，品种逐年增多，医师也愿意迎合患者的"胃口"，开进口药、贵重药。不少人也喜欢进口药，认为进口药就是好。其实，孰好孰坏，应具体分析。

（1）药品的剂型。国外控释剂和缓释剂的疗效确实较好，国内由于辅料或生产技术、工艺受限，有时难以达到理想疗效。某些药品由于原料药经过特别技术处理，疗效也较国内产品为好。但是，大多数水剂、注射剂，一般的片剂、胶囊剂等剂型的药品，国产药的疗效与进口药没有什么差别，特别是抗生素类药，国产药完全可以替代进口药。中医药是祖国医学的独特的瑰宝，是中华民族数千年防治疾病的宝库，更是无可比拟的。

（2）人的种族差异。进口药物的剂量、疗效、副作用，在研制生产过程中，均以其本国人的机身反应为依据，而对我国人的种族差异、饮食差异、体质差异等均未作具体的测试。药理知识告诉我们，同一种药物对不同种族的人来说，效果和毒副作用有一定差异。这种差异与遗传、文化、环境、生活和饮食习惯有关。更重要的是，不同人种体内血浆蛋白的含量与组成，以及肝脏中某些酶的含量不同，对药物代谢的速度不一样，所以要产生相同的效果，就必须达到相应的血药浓度。例如，肝微粒体 N-乙酰转移酶能使许多药物乙酰化而灭活，继而影响药物疗效。通常将人分为快乙酰化与慢乙酰化两种类型，不同种族的人慢乙酰化发生率不同，爱斯基摩人为5%，埃及人高达83%，中国人约22%。例如，

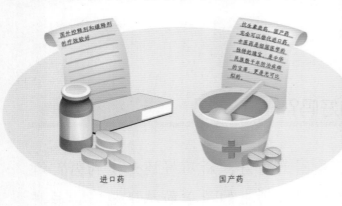

进口药　　　　　国产药

镇静助眠药，中国人的起始剂量比美国人小。某些进口安眠药，给中国人和外国人使用同样剂量，到次日早晨中国人就难以唤醒。止痛药也有明显的种族差异，中国人比美国白人吸收快、代谢快、排泄快，所以每天给药次数要较美国人多。从这个角度看，国人用国产药好。

（3）其他方面比较。一是进口药品也有假劣药品。美国加利福尼亚大学的研究人员对10家医学杂志刊登的109则药物广告调查分析，发现一半以上几乎完全没有实际指导意义。从国内实际情况看，进口药亦存有假、劣药品。如1988年上海市甲肝流行，原从某国进口的一批专治肝炎的"洋药"，病人读了"药到病除"的广告，纷纷解囊购买，后经检验发现其成分竟与国产药肝泰乐完全相同，而肝泰乐疗效很一般。又如，从某国进口的一批西洋参片，经检验竟无西洋参成分。二是进口药品说明书不利于用药。某些进口药品中文说明书不详尽，而大多数中国人看不懂。三是进口药品价格较贵。进口药品较国产同类药品贵，其价格高出国产药几倍、十几倍至几十倍。

总之，对进口药和国产药均应客观分析，在看到某些产品疗效确实优于国产药物的同时，也要看到进口药品的不足，特别是其剂量标准是根据外国人的反应制定的，对某些国人不相适应。若仅凭"洋药"在国外临床应用资料来确定用药剂量或仅凭体质和体重调整药物剂量是不科学的，很容易达不到治疗效果，甚至会出现毒副反应。在国外已验证为好药的，到国内或许变成疗效一般了。虽然国家现已对首次进口的药品进行临床验证，但其范围和人数有限，很难对进口药作出较全面的评价。因此，有病应遵医嘱，首选国产药物治疗。选择药物要从疗效、毒副反应、价格等方面综合考虑，不能一味地认为进口药比国产药好。

是新药好还是老药好？

（1）新药包括如下情况，我国过去没有生产过的药品，包括国外未批准生产，仅有文献报道，由我国研制的原料药品及其制剂；国外已批准生产，但未列入我国药典的西药及中西药复方制剂；改变剂型或改变给药途径的药品；增加适应证的药品。目前市场上各种新药层出不穷，有的媒体在宣传时，夸大了药物疗效，对其毒副作用避而不谈，以致社会上不少人认为"新药有奇效""新药比老药好"。其实这是一种误解。药品的好坏不在于"新""老"，要看其对治疗疾病是否切实有效和安全可靠。

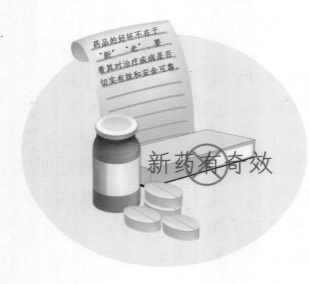

（2）某些新药确实比老药好。应当承认，某些新药确实比老药好，特别是不少新药与换代产品相比，效果更

佳，副作用更小，特异性更强。这主要是由于现代科学技术的进步，特别是分子生物学突破、基因学发展，促进了药物的合成、提纯、增效和更新换代。

（3）正确看待新药的实际临床效果。一种新药问世，虽然经过药理、毒理实验等一系列研究，最后应用于临床，其近期疗效往往较确切，但远期疗效和长期应用的毒副反应很难近斯反映出来。①新药临床前的研究主要在动物身上进行，而动物与人类在遗传、代谢、行为表现等方面有很大差异性。②新药上市前临床试验病例太少，观察病例数有限，一些少见的不良反应上市前很难发现。有专家指出，如果要想发现1万名用药者中有1次药物不良反应，参加临床研究的试验人数必须达到3万人。目前对新药上市审批最严格的美国食品与药品管理局（FDA）规定，只要求对药物暴露的人数达2000人。可见对那些少见的不良反应，上市前研究发现的概率微乎其微。③新药上市前临床试验评价时间往往太短，对一些需要长期应用或经潜伏期较长才发生的药物不良反应很难发现。④试验中的病例大都经严格挑选，一般不包括老年人、幼儿、孕妇和病情较严重者，并且用药单一。而药物上市后在临床应用中并不排除这部分人群，也不像实验那样单一用药。因此，新药并不是人们想象的那样理想，在使用过程中常出现肝肾损害、皮疹、剥脱性皮炎、胃肠不适等毒副反应，甚至出现神经、肌肉、血液等说明书中不曾提及的毒性反应。这充分表明，人们对新药的认识较老药肤浅，对新药的实际疗效和毒副反应并不完全清楚。选用新药治病，要较使用老药承担更大的风险。

（4）正确评价老药。老药临床使用的时间长，经受住了历史和大宗病例的考验，证实其疗效和毒副反应确切，较新药安全可靠，且某些老药的价格较新药便宜得多。这些都是新药无法比拟的。例如，阿司匹林是老药，现在越用其适应证范围越广。原先只用于解热镇痛，现在临床上用于抗风湿症，小剂量用于血栓性疾病防治和心脑血管病的防治。

总之，不论新药和老药，疗效确切、毒副作用少的就是好药。不能以产品问世的先后排名次，不能以新老论优劣。

什么是"五种药物法则"和"半量法规"？

由于老年人特殊的生理与心理特征，合理安排用药问题，已引起全世界的高度重视。尤其是"人老多病，药不离身"已经给老年人带来极大危害。当今世界"药瘾""药害"已成为一大社会性流行病。据统计资料表明，药源性死亡人数竟是几种主要传染病死亡人数的10倍以上。尤其是有些老年人，自认为"久病成良医""无医自通"吃起药来，不仅种类繁多，而且剂量超常，因此被药物害死者并非罕见。为了预防药害，"五种药物法则"和"半量法规"尤为重要。

（1）"五种药物法则"。国外有人提出的五种药物法则，主要指医师给病人开药不要超过5种，而且必须密切督查病人，并反复琢磨这5种药物是否都是必要的，使用多种药物是否会引起顺从性不佳和药物不良反应。临床经验告诉病人和医师，凡服用5种以上药物的患者，1/4会发生药物不良反应。因此，开这种处方必须慎之又慎，必须保证风险和益处之比对病人有利。对病人而言，决不要认为药物品种越多，治疗疾病越快、越好。治病要对症，要治根。药不对症，易致疾病，造成适得其反的结果。用药越多，毒性越大，这是很危险的事。尤其是当今世界，药物广告宣传铺天盖地，许多人"跟着广告走"，点名要药，多多益善；或自己到药店购买，结果受害者不计其数。所以，对老年人而言，服药最好每次只服1种，最多不超过3种。要记住"是药三分毒""世界上没有无害的药物"。服药种类越多，剂量越大，毒性的产生就会越多，危害也越大。

（2）"半量法规"。半量法规是指大多数药物，对老年人而言，在开始给药时只能给一般成人剂量的一半。这是非常明智的做法。这一法规，特别适合用于经肾脏排泄的药物，例如氨基糖苷类和多数血管紧张素转化酶（ACE）抑制剂、地高辛等。其目的在于提醒医师对老年人开处方应减量，从小量开始，缓慢增加，达到最小有效剂量。并严格观察在治疗中出现的新症状，以便及时发现药害的早期表现，及时减量或停药。这是因为，老年人机体内环境稳定性衰退。

①代谢水平下降：包括脑、心、肝、肾等功能退化，胃肠道对药物的吸收和排泄功能减退，肝脏功能细胞减退，解毒功能降低，从而使药物代谢率明显下降。临床研究结果表

明：65 岁以上老年人肝脏血流量只有青年人的 40%~50%，而 90 岁以上的老年人只有 30％。肾小球滤过率及肾小管排泄率，老年人只有青年人的 1/2~1/3。所以，药物很容易在老年人体内蓄积而引起中毒。

②耐受应变能力差：主要指最小药物效量和中毒之间的距离变小，药效域变窄。同样的剂量，对青年人是适宜的，对老年人则容易引起中毒。其次指老年患者对药物依赖性大，当其适应了某种药物则具有成瘾性，突然停用，往往带来撤药反应，出现戒断症状。

③个体差异大：同龄的老年人，药物剂量可相差数倍，故至今很难找到老年人用药剂量的公式。原因是：遗传因素、老化进程各不相同；组织器官老化程度各异，生活环境、文化背景差异等。因此，老年人用药剂量要少是一大法规。

④老年人药物不良反应较青年人多：资料表明，老年人药物不良反应的发生率为 60 岁以下的 3 倍。所以，老年人用药关系重大。

（3）切勿轻易用药和滥用药。老年人用药要先思而后行。如无充分理由，以不用药为上策。当今社会，由于科学技术的进步和医学模式的转变，单纯用药已不能满足人们对医疗保健的需求。况且药物引起药源性疾病及药物治疗的局限性已日益突出。1995 年世界卫生组织提供的资料指出，"全球有的患者死于用药不当""全球有的病死者的死因不是自然界固有的疾病，而是不合理用药"。这对老年人用药敲响了警钟。老年性疾病多数是慢性病和衰老性疾病，很难找到根治的灵丹妙药。现在许多老年人采用饮食疗法、运动疗法、心理疗法等多种非药物综合疗法，不断地增强生命素质和自身抗病能力，达到祛病延年的目的。

古人云：药者，毒也。用之得当，可以治病；用之不当，可以害人。清代大医学家徐灵胎说："天下之害人者，杀其身，未必破其家；破其家，未必害其身。先破人之家，而杀其身者，人参也。"这是批判当时滥用人参，损财害命之事；谆谆告诫后人，药物不能滥用，即使像人参这样高档次的补药，用之不当都能损财害命，更不用说市场上出售的那些老百姓很难搞清楚是真是假的东西了。当然，如果身体真正需要，明确诊断后在医师指导下用点药物，是理所当然的事。